Sunena Jha

Administração de medicamentos gastroretentivos com base na mucoadesão

Sunena Jha

Administração de medicamentos gastroretentivos com base na mucoadesão

ScienciaScripts

Imprint

Any brand names and product names mentioned in this book are subject to trademark, brand or patent protection and are trademarks or registered trademarks of their respective holders. The use of brand names, product names, common names, trade names, product descriptions etc. even without a particular marking in this work is in no way to be construed to mean that such names may be regarded as unrestricted in respect of trademark and brand protection legislation and could thus be used by anyone.

Cover image: www.ingimage.com

This book is a translation from the original published under ISBN 978-3-659-91464-5.

Publisher:
Sciencia Scripts
is a trademark of
Dodo Books Indian Ocean Ltd. and OmniScriptum S.R.L publishing group

120 High Road, East Finchley, London, N2 9ED, United Kingdom
Str. Armeneasca 28/1, office 1, Chisinau MD-2012, Republic of Moldova, Europe
Managing Directors: Ieva Konstantinova, Victoria Ursu
info@omniscriptum.com

Printed at: see last page
ISBN: 978-620-2-75111-7

ÍNDICE

CAPÍTULO 1

INTRODUÇÃO

1.1 Administração oral controlada de medicamentos:

A via oral é a via mais cómoda e amplamente utilizada para a administração de medicamentos. Esta via tem uma elevada aceitabilidade por parte dos doentes, principalmente devido à facilidade de administração. Ao longo dos anos, as formas de dosagem oral têm vindo a ser cada vez mais sofisticadas, sendo os sistemas de libertação controlada de fármacos (CRDDS) os principais protagonistas. Os CRDDS libertam o fármaco a uma taxa predeterminada, determinada pela farmacocinética do fármaco e pela concentração terapêutica desejada (Chein, 1992), o que ajuda a obter concentrações plasmáticas previsíveis do fármaco necessárias para o efeito terapêutico (Chawla *et al.*, 2004).

O bom funcionamento do CRDDS é determinado por:

(1) Propriedades físico-químicas da molécula do fármaco, como a solubilidade aquosa, a permeabilidade intestinal, o perfil de pH-solubilidade, etc.

(2) Perfil farmacocinético do medicamento.

(3) A interação destas propriedades com a anatomia e a fisiologia do trato gastrointestinal (GI).

Um dos requisitos para o bom desempenho das CRDDS orais é que o fármaco seja bem absorvido pelo trato gastrointestinal, de preferência por difusão passiva. Isto assegura que o fármaco libertado pelas formas de dosagem de libertação controlada (CR) é continuamente absorvido através do trato gastrointestinal (Ritschel, 1989). O tempo médio que qualquer unidade de dosagem demora a atravessar o trato gastrointestinal é de 3 a 4 horas, embora ocorram ligeiras variações nas formas de dosagem (Quadro 1.1).

Dosage form	Transit time (hrs)		
	Gastric	**Small Intestine**	**Total**
Tablets	2.7 ± 1.5	3.1 ± 0.4	5.8
Pellets	1.2 ± 1.3	3.4 ± 1.0	4.6
Capsules	0.8 ± 1.2	3.2 ± 0.8	4.0
Oral solution	0.3 ± 0.07	4.1 ± 0.5	4.4

Quadro 1.1 - Tempo de trânsito de diferentes formas de dosagem nos segmentos do trato gastrointestinal (Ritschel e Kearns, 1999b)

1.2 Fundamentação da administração controlada de medicamentos:

A lógica básica da administração controlada de fármacos consiste em alterar a farmacocinética e a farmacodinâmica de moléculas farmacologicamente activas através da utilização de novos sistemas de administração de fármacos ou da modificação da estrutura molecular e/ou dos parâmetros fisiológicos inerentes a uma via de administração selecionada. É desejável que a duração da ação do fármaco se torne mais adequada para a sua conceção.

Os principais objectivos da administração controlada de medicamentos são garantir a segurança e melhorar a eficácia dos medicamentos, bem como a adesão dos doentes. Isto é conseguido através de um melhor controlo dos níveis plasmáticos do fármaco e de uma dosagem frequente. Para as formas de dosagem convencionais, apenas a dose (D) e o intervalo de dosagem (C) podem variar e, para cada fármaco, existe uma janela terapêutica de concentração plasmática, abaixo da qual o efeito terapêutico é insuficiente e acima da qual são provocados efeitos secundários tóxicos. Esta janela é frequentemente definida como o rácio entre a dose letal média (DL 50) e a dose eficaz média (ED50) (Jain, 2004).

1.3 Considerações farmacocinéticas sobre a administração controlada de medicamentos:

A ideia básica subjacente à conceção de sistemas de libertação controlada de fármacos é a libertação do fármaco durante um período de tempo prolongado, que é geralmente mais longo em comparação com a formulação convencional. A taxa de libertação do fármaco deve ser controlada de modo a obter uma concentração plasmática estável, reduzindo a relação $C_{SS, \, max}/C_{SS, \, min}$, mantendo o nível do fármaco dentro do índice terapêutico. O perfil plasmático de vários sistemas de administração de fármacos está representado na Figura 1.3.1. A fase de controlo da taxa de administração do fármaco é determinada pela taxa de absorção e pela taxa de libertação da formulação que, idealmente, deve ser mais lenta do que a taxa de absorção. Em muitos casos, a taxa de libertação é tão lenta que, se o fármaco apresentar uma cinética de dois compartimentos com distribuição retardada em circunstâncias normais, será mais lenta do que a taxa de distribuição. Partindo do princípio de que a ADME de um fármaco apresenta uma cinética de primeira ordem, para se obter uma concentração plasmática estável e não flutuante, a taxa de libertação e, por conseguinte, a taxa de entrada do fármaco a partir da forma de dosagem de libertação controlada deve ser idêntica à da perfusão intravenosa a taxa constante. Assim, a taxa de libertação do fármaco de um sistema deste tipo deve, idealmente, ser de ordem zero ou quase zero. Assim, a taxa de libertação desejada R^0 do sistema de libertação controlada do fármaco pode ser tratada como uma infusão intravenosa a taxa constante. Para manter a concentração desejada no estado estacionário C_{ss}, a taxa de entrada do fármaco, que é a taxa de libertação de ordem zero (R°), deve ser igual à saída (processo de eliminação de primeira ordem). Os perfis de concentração plasmática do fármaco para a formulação convencional em comprimido ou cápsula e para a formulação de libertação controlada de ordem zero estão representados na Figura 1.3.2 (a) e (b) (Jain, 2006; Nandita e Sudip, 2008).

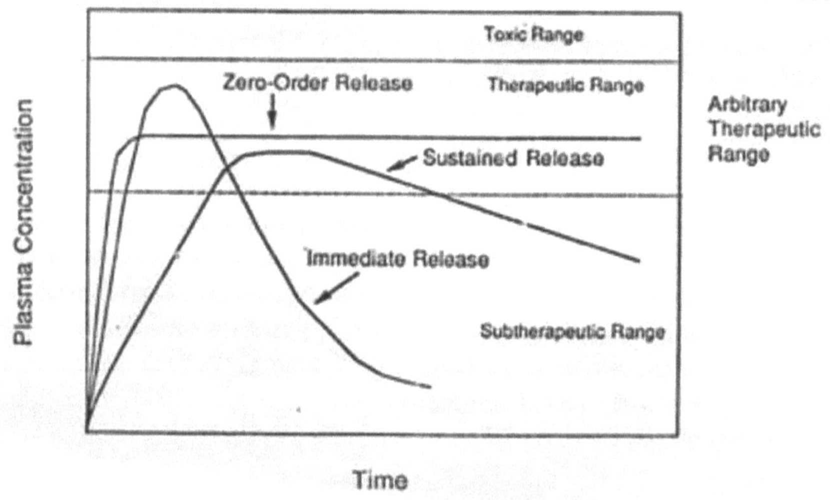

Figure 1.3.1 O perfil do nível do fármaco em função do tempo mostra diferenças entre a libertação de ordem zero, a libertação controlada, a libertação sustentada lenta de primeira ordem e a libertação a partir do comprimido convencional.

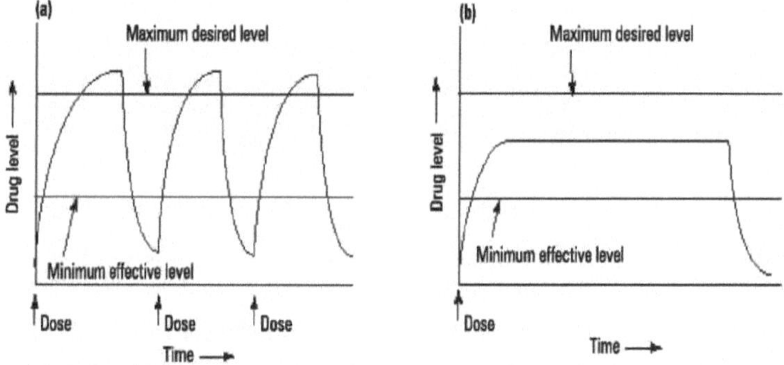

Source: Peppas (1997)

Figure 1.3.2   (a) Perfis de concentração plasmática do fármaco para uma formulação convencional em comprimido ou cápsula, (b) Uma formulação de libertação controlada de ordem zero.

1.4 Variabilidade regional da absorção intestinal - Conceito de janela de absorção:

Nem todos os candidatos a fármacos são absorvidos de forma uniforme ao longo do trato gastrointestinal. Diz-se que os fármacos que apresentam absorção apenas numa parte específica do trato gastrointestinal ou que apresentam diferenças na absorção em várias regiões do trato gastrointestinal têm variabilidade regional na absorção intestinal. Estes fármacos apresentam uma janela de absorção que significa a região do trato gastrointestinal a partir da qual a absorção ocorre principalmente. Esta janela de absorção é observada devido aos seguintes factores (Chawla *et al.*, 2004).

(1) Factores físico-químicos:

- **Solubilidade dependente do pH** - Um fármaco experimenta um intervalo de pH de 1 a 8 através do trato gastrointestinal. Um fármaco deve estar na forma solubilizada para atravessar a membrana biológica. Uma vez que a maioria dos fármacos é absorvida por difusão passiva na forma unidose, a extensão das formas ionizada e unidose a um determinado pH pode influenciar a absorção predominante de uma determinada região do trato gastrointestinal, conduzindo ao fenómeno da janela de absorção.
- **Estabilidade dependente do pH** - A degradação dos fármacos dependente do pH causa variações na extensão da absorção a partir de várias regiões do trato gastrointestinal.
- **Degradação enzimática** - A presença de certas enzimas numa determinada região do trato gastrointestinal pode levar a uma variabilidade regional na absorção de fármacos que são substâncias dessas enzimas (Macheras *et al.*, 1995).

(2) Factores fisiológicos:

- **Mecanismo de absorção** - Os fármacos absorvidos por mecanismos de transporte ativo e facilitado apresentam uma especificidade regional devido à presença destes mecanismos apenas numa determinada região do trato (Baldemeijar *et al.*, 2000).
- **Degradação microbiana** - O cólon humano é habitado por mais de 400 espécies distintas de bactérias e tem até 1010 bactérias por grama de conteúdo. Os medicamentos que são degradados por micróbios são susceptíveis de apresentar variabilidade regional na absorção a partir do trato gastrointestinal.

(3) Factores bioquímicos:

Muitos medicamentos apresentam uma biodisponibilidade reduzida devido a processos bioquímicos como:

- Enzimas metabólicas intestinais (enzimas de metabolização de medicamentos de fase 1), citocromo P450 (CYP3A).
- A bomba de efluxo de múltiplos fármacos, P-glycoprotien, está presente na ponta das vilosidades dos enterócitos no TGI (Scigmund *et al*, 2003).

1.5 Vantagens dos sistemas de administração controlada de medicamentos:

- Redução da frequência de dosagem.
- Maior comodidade e conformidade do paciente.
- Redução dos efeitos secundários.
- Níveis plasmáticos do medicamento menos flutuantes.
- Melhoria da relação eficácia/segurança.
- Efeito mais uniforme do medicamento.
- Dose total menor.

1.6 Desvantagens dos sistemas de administração controlada de medicamentos:

- Aumento da variabilidade entre as unidades de dosagem.
- Problemas de estabilidade.
- Toxicidade devida à descarga de doses.
- Aumento do custo.
- Desenvolvimento mais rápido da tolerância.
- Necessidade de formação e aconselhamento adicionais.
- Redução do potencial de ajustamento da dosagem de medicamentos normalmente administrados em dosagens variáveis.

1.7 Sistemas orais de libertação controlada atualmente comercializados:

Os avanços na tecnologia de libertação controlada oral são atribuídos ao desenvolvimento de novos polímeros biocompatíveis e de maquinaria que permite a preparação de novas formas de dosagem de forma reprodutível. As principais abordagens de administração oral de medicamentos que sobreviveram ao longo dos tempos são as seguintes

- Tecnologia de revestimento utilizando vários polímeros para o revestimento de comprimidos, pérolas de açúcar não perecíveis e grânulos.
- Sistemas de matrizes constituídos por polímeros expansíveis ou não expansíveis.
- Dispositivos que se desgastam lentamente.
- Dispositivos controlados osmoticamente.

As formulações convencionais em comprimidos continuam a ser populares na conceção de formas de dosagem de libertação controlada de unidade única, do tipo matriz. O avanço da tecnologia de granulação e a variedade de polímeros disponíveis com várias propriedades físico-químicas (tais como celulose modificada ou derivados de amido) tornaram possível o desenvolvimento de novos sistemas orais de libertação controlada. Os dispositivos de matriz feitos com derivados da celulose ou do ácido acrílico, que libertam o fármaco homogeneamente disperso com base na penetração da água através da matriz, ganharam uma popularidade constante devido à sua simplicidade de conceção. O inconveniente dos sistemas de libertação do tipo matriz é o seu mecanismo de libertação do fármaco de primeira ordem, causado pela alteração da área de superfície e do comprimento do percurso de difusão do fármaco com o tempo. Este inconveniente foi resolvido pelos sistemas de administração osmótica, que mantêm uma libertação de fármaco de ordem zero, independentemente do pH e da hidrodinâmica do trato gastrointestinal. Os sistemas multiparticulados estão a ganhar vantagem sobre as formas de dosagem unitárias devido às suas caraterísticas de distribuição desejáveis, tempo de trânsito reprodutível e menor probabilidade de irritação gástrica devido à localização da administração do fármaco. Embora tenham sido concebidas várias tecnologias para a produção de sistemas microparticulados, até à data as principais tecnologias ainda se baseiam na secagem por pulverização, esferonização e tecnologia de revestimento por película. As referências dos manuais mencionam dispositivos do tipo reservatório; no entanto, devido aos obstáculos técnicos na reprodutibilidade do fabrico e à falta de segurança e eficácia, os verdadeiros dispositivos reservatório ainda não foram bem sucedidos *(www.Pharmatech. com,* 2003/

CAPÍTULO 2

REVISÃO DA LITERATURA

2.1 Administração de medicamentos gastroretentivos:

A administração oral de fármacos é, de longe, a via de administração de fármacos mais preferida devido à facilidade de administração, à adesão do doente e à flexibilidade da formulação, etc. Desde a libertação imediata até à administração em locais específicos, as formas de dosagem oral progrediram muito. No entanto, é um facto bem aceite que é difícil prever o tempo real de libertação *in vivo* com formas de dosagem orais sólidas de libertação controlada. Assim, a absorção do fármaco no trato gastrointestinal (GI) pode ser muito curta e altamente variável em determinadas circunstâncias. É evidente, a partir da recente literatura científica e de patentes, que existe atualmente um interesse crescente em novas formas de dosagem que são retidas no estômago durante um período de tempo prolongado e previsível nos grupos de investigação académicos e industriais (Klausner *et al.*, 2003). Uma das abordagens mais viáveis para obter um perfil de administração prolongada e previsível do fármaco no trato gastrointestinal é controlar o tempo de residência gástrica (TRG). As formas de dosagem com um tempo de residência gástrico prolongado, *por exemplo,* as formas de dosagem gastroretentoras (GRDF), proporcionar-nos-ão novas e importantes opções terapêuticas (Arora *et al.*, 2005; Singh e Kim, 2000).

O trânsito de um fármaco (formulação) através do trato gastrointestinal determina o tempo que um composto estará em contacto com o seu local de absorção preferencial. A biodisponibilidade de um fármaco, que é em grande parte ou exclusivamente absorvido a partir do trato gastrointestinal superior, será afetada por factores que alteram o trânsito gastrointestinal. Por exemplo, a presença de alimentos no estômago abrandará a taxa de esvaziamento gástrico, mantendo assim o fármaco acima ou na janela de absorção durante um período de tempo mais longo. É então expetável um aumento da biodisponibilidade.

A retenção gástrica proporcionará vantagens como a administração de fármacos com janelas de absorção estreitas na região do intestino delgado. Além disso, um tempo de permanência mais longo no estômago pode ser vantajoso para uma ação local na parte superior do intestino delgado, por exemplo, no tratamento da úlcera péptica. Além disso, espera-se uma melhor biodisponibilidade para os fármacos que são rapidamente absorvidos após libertação no trato gastrointestinal. Estes fármacos podem ser administrados idealmente por libertação lenta a partir do estômago (Singh e Kim, 2000).

2.2 Anatomia e fisiologia do estômago humano:

O trato gastrointestinal é essencialmente um tubo com cerca de nove metros de comprimento que atravessa o meio do corpo desde a boca até ao ânus e inclui a garganta (faringe), o esófago, o estômago, o intestino delgado (constituído pelo duodeno, jejuno e íleo) e o intestino grosso (constituído pelo ceco, apêndice, cólon e reto). A parede do trato gastrointestinal tem a mesma estrutura geral ao longo da maior parte do seu comprimento, desde o esófago até ao ânus, com algumas variações locais para cada região. O estômago é um órgão com capacidade de armazenamento e de mistura. A região do antro é responsável pela mistura e trituração do conteúdo gástrico. A anatomia do estômago está representada na Figura 2.2.1.

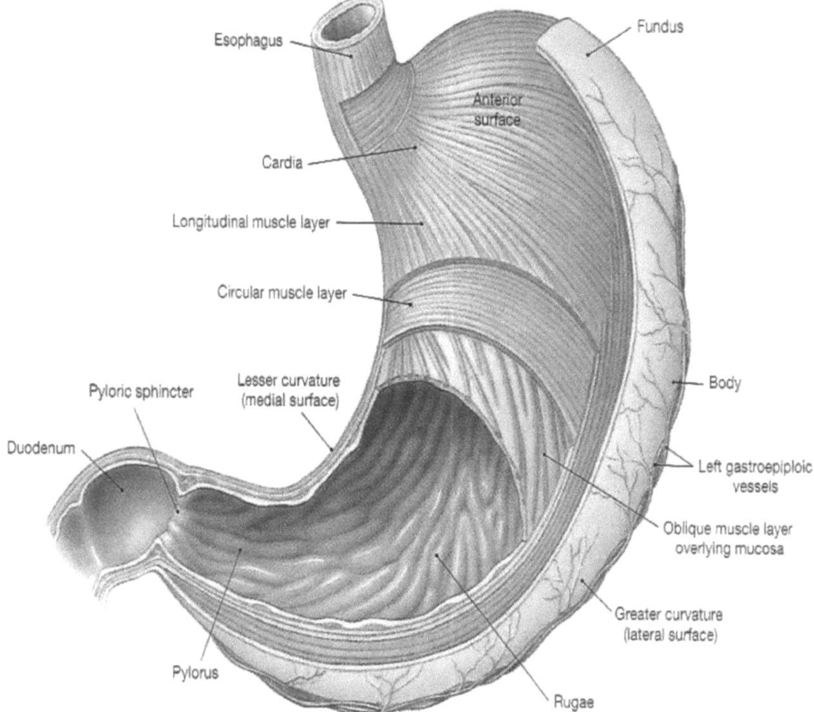

Figure 2.2.1: Anatomia do estômago humano

Em condições de jejum, o estômago é um saco colapsado com um volume residual de aproximadamente 50 ml e contém uma pequena quantidade de líquido gástrico (pH 1-3) e ar. O muco espalha-se e cobre a superfície da mucosa do estômago, bem como o resto do trato gastrointestinal. O trato gastrointestinal encontra-se num estado de motilidade contínua que consiste em dois modos, o padrão de motilidade interdigestiva e o padrão de motilidade digestiva. O primeiro é dominante no estado de jejum e tem como função principal limpar o conteúdo residual do trato gastrointestinal superior. O padrão de motilidade interdigestiva é geralmente designado por "complexo motor migratório" (MMC) e está organizado em ciclos de atividade e quiescência.

Cada ciclo dura 90-120 minutos e é composto por quatro fases. A concentração da hormona motilina no sangue controla a duração das fases. No estado interdigestivo ou de jejum, uma onda de MMC migra do estômago para o trato gastrointestinal a cada 90-120 minutos. Um ciclo completo consiste em quatro fases, começando no esfíncter esofágico inferior/marcador gástrico, propagando-se por todo o estômago, duodeno e jejuno, e terminando no íleo. A administração e subsequente ingestão de alimentos interrompe rapidamente o ciclo MMC, permitindo que a fase digestiva tenha lugar. A parte superior do estômago armazena inicialmente o alimento ingerido, onde este é comprimido gradualmente pelas contracções fásicas (Deshpande *et al.*, 1997).

O MMC é composto por 4 fases:

Fase-1: Fase basal - dura 45-60 minutos com raras contracções.

Fase II: Fase de pré-explosão - dura 30-45 minutos com potenciais de ação e contracções intermitentes. À medida que a fase avança, a intensidade e a frequência também aumentam gradualmente.

Fase III: Fase de rebentamento/ Ondas de guarda da casa - prolonga-se por 5-15 minutos. Inclui contracções intensas e regulares durante um curto período. É devido a esta onda que todo o material não digerido é varrido do estômago para o intestino delgado. Na maioria dos casos, inicia-se no estômago (71%) ou no duodeno. As contracções de amplitude muito elevada surgem com uma frequência de 4-5 por minuto e a abertura máxima do piloro também caracteriza esta fase.

Fase IV: Esta fase tem a duração de 0-5 min e ocorre entre a fase III (amplitude máxima) e a fase I (fase basal) de dois ciclos consecutivos (Klausner *et al.*, 2003; Arora *et al.*, 2005; Talukder e Fassihi, 2004).

Esta fase move-se ao longo do esófago, do estômago, do antro, do duodeno, do jejuno, do íleo e do ceco. São necessárias cerca de 2 horas para que esta fase se desloque do estômago para a junção ileocecal (Deshpande *et al.*, 1996). A atividade motora cíclica da motilidade GI interdigestiva está também associada às actividades secretoras gástricas, pancreáticas e biliares do g.i.t. Tanto a atividade migratória como a atividade secretora constituem dois aspectos da mesma periodicidade (Chein, 1992). A atividade motora no estado alimentado é induzida 5 a 10 minutos após a ingestão de alimentos, com intervalos de tempo habituais de 2 a 6 horas ou, mais tipicamente, de 3 a 4 horas (Klausner *et al.*, 2003). Consiste em contracções regulares e frequentes (Deshpande *et al.*, 1996).

O padrão de esvaziamento no estado de jejum é independente da presença de quaisquer sólidos indigestos no estômago. Os padrões de contracções no estômago ocorrem de tal forma que os alimentos sólidos são reduzidos a partículas com menos de 1 mm de diâmetro que são esvaziadas através do piloro como uma suspensão. A duração das contracções depende das caraterísticas físico-químicas da refeição ingerida. Geralmente, uma refeição de ~450kcal interrompe a motilidade do estado de jejum durante cerca de três a quatro horas. É referido que as contracções antrais reduzem o tamanho das partículas alimentares para <1mm e impulsionam os alimentos através do piloro. No entanto, foi demonstrado que sólidos ingeríveis <7mm podem esvaziar-se do estômago alimentado em humanos. O padrão de motilidade do trato gastrointestinal é apresentado na Figura 2.2.2. As caraterísticas salientes do trato gastrointestinal superior e as diferentes caraterísticas do estômago são apresentadas no Quadro 2.2.1 e no Quadro 2.2.2.

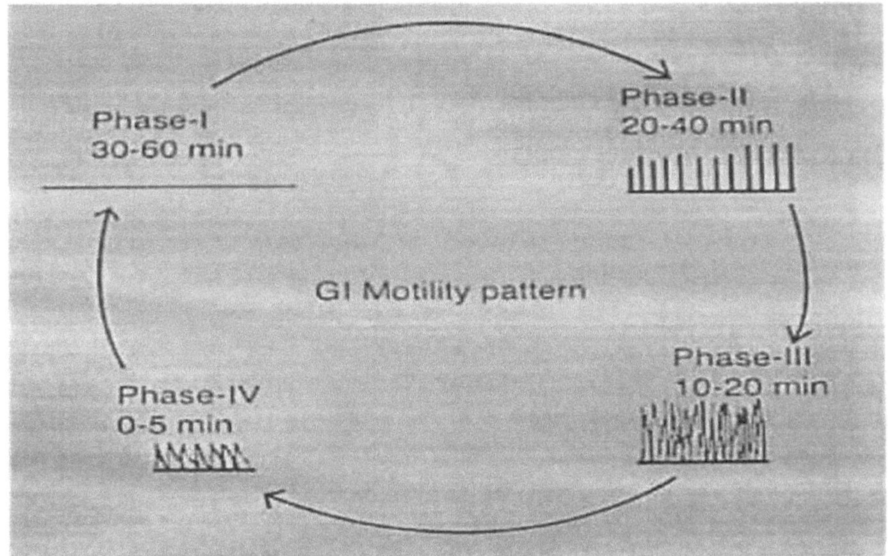

Figure 2.2.2: O padrão de motilidade do trato gastrointestinal.

Section	Length (m)	Transit time (h)	pH	Microbialcount (bacteria per gm of content)	Absorbing surface area (m^2)	Absorption pathway
Stomach	0.2	Variable	1-4	<103	0.1	P, C, A
Small Intestine	6-10	3 ± 1	5-7.5	103 – 1010	120-200	P, C, A, F, I, E, CM

Quadro 2.2.1: Caraterísticas salientes do trato gastrointestinal superior (Shinde, 2005)

P - Difusão passiva

A- Transporte ativo

I - Transporte de pares de iões

CM - Transporte mediado por transportador

C - Transporte de canais aquosos

F - Transporte facilitado

E- Entero-ou pinocitose

2.2.2: Diferentes caraterísticas do estômago (Shinde, 2005)

Stomach parameters	Features
Gastric pH	Fasted healthy subject 1.1 ± 0.15 Fed healthy subject 3.6 ± 0.4
Volume	Resting volume is about 25-50 ml
Gastric secretion	Acid, pepsin, gastrin, mucus and some enzymes about 60 ml with approximately 4 mmol of hydrogen ions per hour.
Effect of food on gastric secretion	About 3 litres of secretions are added to the food

2.3 Camada mucosa:

A camada de tecido responsável pela formação da interface adesiva é o muco. O muco é uma secreção translúcida e viscosa que forma uma fina manta de gel contínua e aderente à superfície epitelial da mucosa. A espessura média desta camada varia de cerca de 50 a 450 micrómetros nos seres humanos (kamath e Park, 1994).

A composição do muco varia muito, dependendo da espécie animal, da localização anatómica e do estado normal ou fisiopatológico do organismo (Gandhi e Robinson, 1988). É segregado pelas células caliciformes que revestem os epitélios ou por glândulas exócrinas especiais com ácinos de células mucosas (Jimenez-Castellanos *et al., 1993)*. As propriedades lubrificantes das secreções de muco resultam das suas propriedades viscosas e de formação de gel e da sua viscosidade geral (Rathbone e Hadgraft, 1991).

(A) Composição geral do muco:

* Água   95%
* Glicoproteínas e lípidos   0.5-5%
* Sais minerais   1%
* Proteínas livres   0.5-1%

Os glicoprotenos do muco são proteínas de elevado peso molecular que possuem unidades de oligossacáridos ligadas. Estas unidades contêm uma média de cerca de 8-10 resíduos de monossacáridos de cinco tipos diferentes. São eles:

1) L-frutose
2) D-galactose
3) N-acetil-D-glucosamina
4) N-acetil-D-galactosamina
5) ácido siálico

Nos seres humanos, o único ácido siálico importante é o ácido N-acetilneurâmico, embora nos animais existam vários outros ácidos siálicos, incluindo o ácido N-glicolilneurâmico e vários derivados O-substituídos. Os aminoácidos são principalmente a serina, a prolina e a treonina (Jimenez-Castellanos *et al.*, 1993).

(B) A camada de muco que cobre a superfície epitelial tem as seguintes funções

(1) Protetor:

Resulta nomeadamente da sua hidrofobicidade e protege a mucosa da difusão do ácido clorídrico do lúmen para a superfície epitelial.

(2) Barreira:

O muco constitui uma barreira de difusão para as moléculas e, especialmente, contra a absorção de medicamentos. A difusão através da camada de muco depende em grande medida das caraterísticas físico-químicas do ingrediente nativo, como a carga da molécula, o raio de hidratação, a capacidade de formar ligações de hidrogénio e o peso molecular. Um grande número de ingredientes activos pode interagir com o muco, particularmente os antibióticos. Parece que ocorreria a formação de complexos insolúveis, o que implicaria a reabsorção pelo trato gastrointestinal, bem como pela via submaxilar. O muco gástrico pode atuar como uma camada de água não agitada, na qual os iões de hidrogénio que se difundem a partir do lúmen são neutralizados pelo bicarbonato da superfície entre uma erosão contínua por proteólise e abrasão mecânica e a secreção igualmente contínua de novo muco (Duchene *et al.*, 1988).

(3) Adesão:

O muco tem fortes propriedades de coesão e liga-se firmemente à superfície das células epiteliais como uma camada de gel contínua.

(4) Lubrificação:

A camada de muco mantém a membrana mucosa húmida. A secreção contínua de muco das células caliciformes é necessária para compensar a remoção da camada de muco devido à digestão, à degradação bacteriana e à solubilização das moléculas de mucina. A um pH fisiológico, a rede de muco pode ter uma carga negativa significativa devido à presença de ácido siálico e resíduos de sulfato, e esta densidade de carga negativa contribui significativamente para a bioadesão.

2.4 Factores que afectam a retenção gástrica

Os factores que afectam o esvaziamento gástrico e, consequentemente, o tempo de retenção gástrica da forma de dosagem oral incluem (Grubel *et al.*, 1987; Patel *et al.*, 2005):

1. **Densidade:** A TAB é uma função da flutuabilidade da forma de dosagem que depende da densidade.

2. **Tamanho:** As unidades de forma de dosagem com um diâmetro superior a 7,5 mm têm uma TAB aumentada em comparação com as unidades com um diâmetro de 9,9 mm.

3. **Forma da forma de dosagem:** Os dispositivos em forma de tetraedro e de anel com um módulo de flexão de 48 e 22,5 libras quilométricas por polegada quadrada (KSI) apresentam uma melhor retenção de 90% a 100% de GRT às 24 horas em comparação com outras formas.

4. **Formulação de unidade única ou múltipla:** As formulações de unidades múltiplas apresentam um perfil de libertação mais previsível e um comprometimento insignificante do desempenho devido à falha das unidades, permitem a coadministração de unidades com diferentes perfis de libertação ou contendo substâncias incompatíveis e permitem uma maior margem de segurança contra a falha da forma de dosagem em comparação com as formas de dosagem de unidade única.

5. **Estado alimentado ou não alimentado, em condições de jejum:** A motilidade **gastrointestinal** é caracterizada por períodos de forte atividade motora ou pelo complexo mioeléctrico migratório (CMM) que ocorre a cada 1,5 a 2 horas. O MMC varre o material não digerido do estômago e, se o momento da administração da formulação coincidir com o do MMC, é de esperar que o GRT da unidade seja muito curto. No entanto, no estado alimentado, a MMC é atrasada e o GRT é consideravelmente mais longo.

6. **Natureza da refeição:** A alimentação com polímeros indigestos ou sais de ácidos gordos pode alterar o padrão de motilidade do estômago para um estado de alimentação, diminuindo assim a taxa de esvaziamento gástrico e prolongando a libertação do fármaco.

7. **Conteúdo calórico:** O GRT pode ser aumentado em 4 a 10 horas com uma refeição rica em proteínas e gorduras.

8. **Frequência da alimentação:** O GRT pode aumentar em mais de 400 minutos, quando são dadas refeições sucessivas em comparação com uma única refeição, devido à baixa frequência de MMC.

9. **Género:** O TRG médio ambulatório nos homens (3,4±0,6 horas) é inferior ao das mulheres (4,6±1,2 horas), independentemente do peso, altura e superfície corporal.

10. **Idade:** As pessoas idosas, especialmente as que têm mais de 70 anos, têm um GRT significativamente mais longo.

11. **Postura:** O GRT pode variar entre os estados ambulatórios supino e ereto do doente.

12. **Administração de medicamentos concomitantes:** Anticolinérgicos como a atropina e a propantelina, opiáceos como a codeína e procinéticos como a metoclopramida e a cisaprida.

13. **Factores biológicos:** Diabetes e doença de Crohn.

2.5 Necessidade de administração de medicamentos gastro-retentivos:

Um sistema de administração controlada de medicamentos com um tempo de permanência prolongado no estômago é de particular interesse para os medicamentos:

- São localmente activos no estômago (*por exemplo,* misoprostol, antiácidos, antibióticos contra *Helicobactor pylori).*
- Têm uma janela de absorção no estômago ou na parte superior do intestino delgado (L-DOPA, ácido p-aminobenzóico, furosemida, riboflavina) (Garg e Sharma, 2003; Frriedman *et al.,* 2001; Kumar *et al.,* 2003).
- São instáveis no ambiente intestinal ou cólico, *por exemplo,* o captopril (Gutierrez e Shah, 2003; Streubel *et al.,* 2006)
- Apresentam baixa solubilidade a um valor de pH elevado (*por exemplo,* diazepam, clordiazepóxido, verapamil HC1).

Medicamentos que beneficiariam de uma maior permanência no intestino delgado ou no estômago:

Existem vários exemplos de medicamentos que beneficiariam de um aumento do tempo de permanência de um produto formulado no estômago ou no intestino delgado. Estes são listados a seguir:

- Aciclovir
- Bifosfonatos
- Captopril
- Furosemida
- Metformina
- Gabapentina
- Levodopa
- Baclofeno
- Ciprofloxacina

2.6 Vantagens dos sistemas de administração gastroretentiva:

- Melhoria da biodisponibilidade e da eficácia terapêutica dos medicamentos e possível redução da dose, por *exemplo,* Furosemida

- Manutenção de níveis terapêuticos constantes durante um período prolongado e, por conseguinte, redução da flutuação dos níveis terapêuticos, minimizando o risco de resistência, especialmente no caso dos antibióticos, *por exemplo*, antibióticos beta-lactâmicos, penicilinas e cefalosporinas (Deshpande *et al.,* 1997).

- A retenção de sistemas de libertação de fármacos no estômago prolonga o tempo total de trânsito gastrointestinal, aumentando assim a biodisponibilidade dos sistemas de libertação sustentada destinados a uma administração única diária, *por exemplo,* a ofloxacina (Deshpande *et al.,* 1997).

2.7 Diferentes técnicas de retenção gástrica:

Foram utilizadas várias técnicas para incentivar a retenção gástrica de uma forma de dosagem oral. Os sistemas flutuantes têm baixa densidade aparente, pelo que podem flutuar no suco gástrico do estômago. O problema surge quando o estômago está completamente esvaziado de fluido gástrico. As diferentes técnicas utilizadas para a retenção gástrica são apresentadas na Figura 2.7.1.Figura 2.7.1: Diferentes técnicas utilizadas para a retenção gástrica

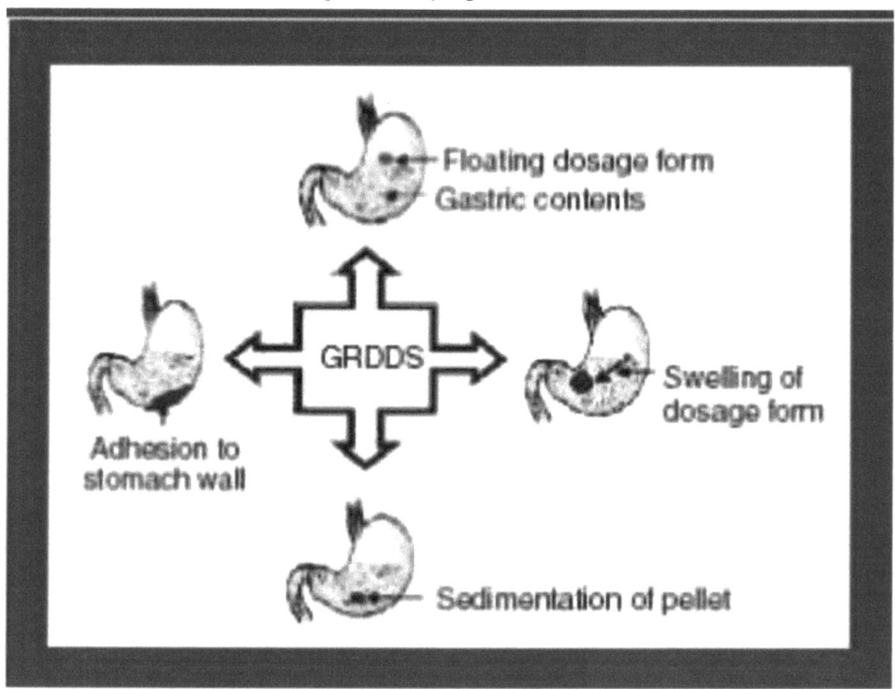

(1) Sistemas de alta densidade/ não flutuantes:

Estes sistemas utilizam a sedimentação como mecanismo de retenção gástrica. Os pellets destinam-se a ficar alojados nas rugas ou dobras do corpo do estômago perto da região pilórica, resistindo aos movimentos peristálticos (Garg e Sharma, 2003). O conceito baseia-se no pressuposto de que, devido à sua elevada densidade, os granulados se alojam na parte inferior do antro. Os granulados densos (densidade de cerca de 3gm/cm^{-3}) tendem a prolongar o trânsito gastrointestinal de uma média de 5,8-2,4 horas. Os excipientes habitualmente utilizados incluem sulfato de bário, óxido de zinco, dióxido de titânio, pó de ferro, etc. Estes materiais aumentam a densidade até $1,5\text{-}2,4\ \text{gm/cm}^{-3}$ (Jain *et al.,* 2003). No entanto, não existe nenhum produto comercializado com êxito nesta categoria.

(2) Sistemas GR expansíveis:

Estes sistemas foram originalmente criados para uma possível utilização veterinária, mas mais tarde a sua conceção foi modificada para uma melhor terapia medicamentosa em seres humanos. Estes GRDFs são facilmente engolidos e atingem um tamanho significativamente maior no estômago devido a processos de inchaço ou desdobramento que prolongam o seu GRT. Após a libertação do fármaco, as suas dimensões são minimizadas com a subsequente evacuação do estômago (Klauser *et al.*, 2003a).

Os dispositivos de desdobramento caracterizados por diferentes erodibilidades, propriedades mecânicas, tamanhos e geometrias foram desenvolvidos por Cladwell & colaboradores. Estes dispositivos eram fabricados com pelo menos uma matriz erodível que se desdobrava e expandia após um tempo pré-determinado dentro de uma matriz não erodível ou erodível ou que pode ser fixada ao dispositivo de retenção sob a forma de um módulo de libertação controlada (Cladwell *etal.*, 1988).

(3) Agentes retardadores do esvaziamento gástrico:

Os agentes (fármacos ou excipientes farmacêuticos) que podem atrasar ou abrandar o trânsito da dose a partir do estômago podem provocar uma redução da motilidade gástrica, o que, por sua vez, abranda a descarga gástrica. Agentes como veículos à base de lípidos (por exemplo, ácidos gordos) ou depressores do sistema nervoso central *(por exemplo,* antagonistas da serotonina) podem abrandar a motilidade gástrica, mas podem interferir com todo o mecanismo de descarga gástrica. Os fármacos que retardam a passagem, como o propanteleno, são geralmente considerados indesejáveis devido aos potenciais efeitos secundários (www.touchbriefrings.com). O conceito de administração simultânea de um fármaco para retardar o esvaziamento gástrico e de um fármaco terapêutico não tem merecido o apoio dos clínicos e das agências reguladoras devido à relação questionável entre o benefício e o risco associado a estes dispositivos (Garg e Sharma, 2003; Talukder e Fassihi, 2004).

(4) Sistemas flutuantes de administração de medicamentos (FDDS):

O conceito de sistemas flutuantes foi descrito no início de 1968, quando Davis divulgou um método para ultrapassar a dificuldade sentida por algumas pessoas de se engasgarem e sufocarem ao engolir comprimidos medicinais. O autor sugeriu que essa dificuldade poderia ser ultrapassada fornecendo comprimidos com uma densidade inferior a 1,0 g/cm^{-3}, de modo a flutuarem à superfície e a reterem o fármaco durante um período prolongado. Os sistemas flutuantes têm uma densidade aparente inferior à do fluido gástrico, pelo que permanecem flutuantes no estômago durante períodos prolongados (Yeole *et al.*, 2005). Após a libertação do fármaco, o sistema residual é esvaziado do estômago. A posição intra-gástrica dos FDDS, muito distante da junção gastro-duodenal, protege-os de um esvaziamento aleatório e errático durante a fase digestiva, mesmo que o seu tamanho seja inferior ao da abertura do piloro (Arora *et al.*, 2005). As formulações flutuantes gastroretentivas comerciais são apresentadas na Tabela 2.7.1.

(5) Sistemas bioadesivos ZMucoadesivos:

A bioadesão é a ligação de macromoléculas sintéticas ou biológicas ao tecido biológico. Quando aplicada a um epitélio da mucosa, a bioadesão ocorre principalmente com a mucoadesão (Park e Robinsion, 1984). Este tipo de formas de dosagem tem o potencial de prolongar o tempo de permanência numa região específica do corpo e criar um contacto íntimo com a membrana absorvente e a absorção do fármaco de uma forma específica. Estas reduziriam o percurso de difusão do fármaco e poderiam protegê-lo das actividades enzimáticas ou da degradação luminal (Garg e Sharma, 2003; khan, 2001). A adesão dos polímeros à membrana mucosa pode ser mediada por hidratação, ligação ou mediada por receptores. Na adesão mediada por hidratação, os polímeros hidrofílicos tornam-se pegajosos e mucoadesivos após a hidratação. A hidratação mediada por ligação pode envolver ligações covalentes ou iónicas ou forças de van-der waals entre as moléculas de polímero e as membranas mucosas. A adesão mediada por receptores tem lugar entre certos polímeros e receptores específicos e é expressa nas células gástricas . Os polímeros podem ser catiónicos, aniónicos e neutros (Talukdar e Fassihi, 2004). Alguns dos excipientes promissores que têm sido habitualmente utilizados nestes sistemas incluem policarbofila, carbopol, lectinas, quitosano, carboximetilcelulose (CMC), pectina, carragenano, ácido algínico, polilisina, polibreno, polietilenoglicol (PEG), polivinilpirrolidona (PVP), dextrano (Garg e Sharma, 2003; Talukder e Fassihi, 2004a; Chien, 1992). Outras abordagens relatadas incluem a utilização de um novo material adesivo derivado das fímbrias (especialmente do tipo I) de bactérias ou de análogos sintéticos combinados com um fármaco para permitir a fixação ao intestino, prolongando assim o tempo de trânsito, uma composição que inclui um ingrediente ativo e um material que actua como agente viscogénico (por exemplo, curdlan e/ou um HPC pouco substituído, etc.) (Garg e Sharma, 2003). Algumas das formulações de medicamentos mucoadesivos atualmente disponíveis no Reino Unido são apresentadas no Quadro 2.7.2.

Tabela 2.7.1: Formulações comerciais flutuantes gastroretentivas

Brand name	Composition	Type of GRDDS	Uses	References
Cifran-OD (Ranbaxy, India)	Ciprofloxacin (1 gm)	Gas generating floating tablet	UTI infections	www.ranbaxy.com
Madoparl	Levodopa	Floating CR	Peripheral	Erni and Held, 1987

HBS (PropaLHBS) (Roche Products, USA)	(100mg) and Benserazide (25 mg)	capsules	DOPA-decarboxylase inhibitor	
Valrelease (Hoffmann LaRoche, USA)	Diazepam (15 gm)	Floating capsules	Tranquillizer	Sheth and Tossounian, 1984
Topalkan (Pierre Fabre Drug, France)	Aluminium-Magnesium antacid	Effervescent floating liquid alginate preparation	Antacid	Degtiareva *et al.,* 1994
Liquid Gaviscone (Glaxo Smithkline, India	Aluminium Hydroxide (95gm), Magnesium Carbonate (358 gm)	Effervescent floating liquid alginate preparation	Suppress gastro-esophageal reflux and alleviate the heart burn	www.gaviscon.co.uk
Conviron (Ranbaxy, India)	Ferrous sulphate	Colloidal gel forming FDDS	Vitamins	www.ranbaxy.com

Quadro 2.7.2: Algumas das formulações de medicamentos mucoadesivos atualmente disponíveis no Reino Unido.

Product	Company	Bioadhesive agent	Pharmaceutical form
Buccastem	Reckitt Benckiser	PVP, Xanthum gum and locust bean gum	Buccal tablet
Corlan pellets	Celltech	Acacia gum	Oromucosal tablet
Suscard	Forest	HPMC	Buccal tablet
Gavison liquid	Reckitt Benckiser	Sodium alginate	Oral liquid

Orabase	ConvaTech	Pectin, gelatin	Oral paste
Corsodyl gel	GlaxoSmithKline	HPMC	Oromucosal gel
Noyogel	Novartis	Carbomer, polyvinylalcohol	Eye gel
Pilogel	Alcon	Carbomer	Eye gel
Timoptol-LA	Merk, sharpe and Dohme	Gellan gum	Eye gel-forming solution
Aci-jel	Lanssen –Cilag	Tragacanth, acacia	Vaginal gel
Crinone	Serono	Carbomer	Vaginal gel
Gynol-II	Lanssen –Cilag	Sodium CMC, PVP	Vaginal gel
Zidoval	3M	Carbomer	Vaginal gel

2.8 Limitações das técnicas de gastroretenção:

Devem ser alcançadas propriedades de flutuação mais previsíveis e reprodutíveis em todas as condições gástricas extremas (Shivkumar *et al.*, 2004; Chawla *et al.*, 2003)

1) Os sistemas flutuantes em doentes com acloridria podem ser questionáveis. No caso dos sistemas dilatáveis, são necessárias propriedades de dilatação mais rápidas e a dilatação completa do sistema deve ser alcançada muito antes do tempo de esvaziamento gástrico.

2) A bioadesão no ambiente ácido e a elevada renovação do muco podem levantar questões sobre a eficácia desta técnica. Do mesmo modo, a retenção de sistemas de alta densidade na parte do antro sob as ondas migratórias do estômago é questionável.

3) Não é adequado para medicamentos que possam causar lesões gástricas, *por exemplo,* medicamentos anti-inflamatórios não esteróides. Para fármacos que são instáveis em ambiente ácido forte, estes sistemas não oferecem vantagens significativas em relação às formas de dosagem convencionais para fármacos que são absorvidos através do trato gastrointestinal.

4) O muco nas paredes do estômago está num estado de renovação constante, resultando numa aderência imprevisível.

5) Em todos os sistemas supramencionados, a integridade física do sistema é muito importante e o principal requisito para o êxito destes sistemas.

2.9 Estratégias de formulação para sistemas de administração de fármacos mucoadesivos:

(a) Formulações mucoadesivas sólidas

As fórmulas secas conseguem a mucoadesão através da desidratação da superfície da mucosa local:

- **Micropartículas bioadesivas:** As micropartículas bioadesivas oferecem as mesmas vantagens que os comprimidos, mas as suas propriedades físicas permitem-lhes entrar em contacto íntimo com uma grande área de superfície da mucosa, além disso, também podem ser administradas em locais menos acessíveis, incluindo o trato gastrointestinal e a cavidade nasal superior. Foram efectuados estudos que examinam a utilização de micropartículas bioadesivas para uma série de funções, incluindo a administração intranasal de insulina (Callens *et al.*, 2003). As micropartículas bioadesivas também foram investigadas para a administração ocular de aciclovir, utilizando o quitosano como polímero bioadesivo, tendo as microesferas mostrado uma maior biodisponibilidade do fármaco (Genta *et al.*, 1997).

- **Insertos bioadesivos:** Os insertos oculares foram introduzidos no mercado oftalmológico há 50 anos. A combinação de um inserto com um polímero bioadesivo oferece vantagens adicionais pelo facto de o dispositivo não se poder mover livremente sobre a superfície do olho, minimizando assim a irritação e evitando a perda do dispositivo. Um estudo recente indicou que os insertos oculares que incorporam um polímero bioadesivo, o poli(ácido acrílico) tiolado, são novos dispositivos sólidos promissores para a entrega ocular (Homof *et al.*, 2003).

- **Pastilhas:** As pastilhas bioadesivas podem ser utilizadas para a administração de medicamentos que actuam topicamente na boca, incluindo antimicrobianos, corticosteróides, anestésicos locais, antibióticos e antifúngicos. As pastilhas convencionais produzem uma libertação inicial elevada de fármaco na cavidade oral, que diminui rapidamente para níveis subterapêuticos, o que permite uma dosagem diária múltipla com uma melhor adesão do doente.

(b) Formulações mucoadesivas semi-sólidas

- **Géis:** Os polímeros mucoadesivos formadores de gel incluem o ácido poliacrílico reticulado que tem sido utilizado para aderir às superfícies da mucosa durante um período de tempo prolongado e proporcionar uma libertação controlada de fármacos. Os géis têm sido amplamente utilizados para a administração de medicamentos nos olhos, na cavidade oral e na vagina.

- **Películas:** As películas flexíveis podem ser utilizadas para administrar medicamentos diretamente em contacto íntimo com a membrana. As películas bioadesivas podem ser concebidas para utilização na cavidade bucal ou para administração no olho. Zilactin® (Zila) é uma película bioadesiva que é utilizada na terapia de aftas, feridas e feridas labiais.

(c) Formulações mucoadesivas líquidas

Os líquidos viscosos podem ser utilizados para revestir as superfícies das mucosas, quer como protectores, quer como veículo de administração de fármacos às superfícies das mucosas.

Suspensões: As suspensões de sucralfato aderem diretamente às superfícies da mucosa do trato gastrointestinal. Esta adesão não se deve à presença de polímeros bioadesivos, mas sim à acidificação do pó insolúvel que leva à formação de uma pasta adesiva.

Líquidos formadores de gel: Este tipo de formulação é líquida aquando da instilação e sofre uma transição de fase para formar um gel viscoelástico em resposta a um estímulo como a temperatura, a força iónica ou o pH. O carbómcro torna-se mais viscoso com o aumento do pH. A goma gelana e a goma de alginato gelificam em resposta ao aumento da força iónica.

2.10 A interação mucoadesivo/mucosa:

Para que a adesão ocorra, as moléculas devem ligar-se através da interface (Laider *et al.,* 2003). Estas ligações surgem da seguinte forma:

2.10.1 Ligações químicas:

- **Ligações iónicas** - quando dois iões com cargas opostas se atraem mutuamente através de interação eletrostática para formar uma ligação forte *(por exemplo,* num cristal de sal).
- **Ligações covalentes** - onde os electrões são partilhados, aos pares, entre os átomos ligados, de modo a preencher as orbitais de ambos. Estas são também ligações fortes.
- **Ligações de hidrogénio** - quando um átomo de hidrogénio, quando ligado covalentemente a átomos mais electronegativos, como o flúor, o oxigénio ou o azoto. O hidrogénio pode ser considerado como sendo partilhado e a ligação formada é geralmente mais fraca do que as ligações iónicas ou covalentes.
- **Ligações de Van-der Waals** - são algumas das formas mais fracas de interação que resultam de atracções dipolo-dipolo e dipolo induzido em moléculas polares, e forças de dispersão com substâncias não polares.
- **Ligações hidrofóbicas - mais** precisamente descritas como o efeito hidrofóbico, estas são ligações indirectas (tais grupos apenas parecem ser atraídos uns pelos outros) que ocorrem quando grupos não polares estão presentes numa solução aquosa. As moléculas de água adjacentes a grupos não polares formam estruturas de ligação de hidrogénio, o que diminui a entropia do sistema. Por conseguinte, há um aumento da tendência dos grupos apolares para se associarem uns aos outros para minimizar este efeito.

2.10.2 Teorias da adesão:

Existem seis teorias gerais de adesão, que foram adaptadas para a investigação da mucoadesão (Ahuja *et al.,* 1997; Mathiowitz e Chickering, 1999; Peppas e Shalin, 1996).

(a) Teoria eletrónica: Esta teoria sugere que a transferência de electrões ocorre no contacto de superfícies aderentes devido a diferenças na sua estrutura eletrónica. Propõe-se que isto resulte na formação de uma dupla camada eléctrica na interface, com a subsequente adesão devido a forças atractivas.

(b) Teoria da humidificação: Esta teoria é aplicada principalmente a sistemas líquidos e considera as energias superficiais e interfaciais. Envolve a capacidade de um líquido se espalhar espontaneamente sobre a superfície como pré-requisito para o desenvolvimento da adesão. O coeficiente de espalhamento S_{AB} pode ser calculado a partir das energias de superfície do sólido e dos líquidos utilizando a equação:

$$S_{AB} = \gamma_B - \gamma_A - \gamma_{AB}$$

em que γ_A é a tensão superficial do líquido A, γ_B é a tensão superficial do sólido B e γ_{AB}. é a energia interfacial entre o sólido e o líquido. S_{AB} deve ser positiva para o líquido

para se espalhar espontaneamente sobre o sólido.

O trabalho de adesão W_A representa a energia necessária para separar as duas fases, e é dado por:

$$W_A = \gamma_A + \gamma_B - \gamma_{AB}$$

Quanto maiores forem as energias superficiais individuais do sólido e do líquido em relação à energia interfacial, maior será o trabalho de adesão.

(c) Teoria da adsorção: Esta teoria descreve a fixação de adesivos com base na ligação de hidrogénio e nas forças de van-der waals. Foi proposto que estas forças são os principais contribuintes para a interação adesiva

(d) Teoria da difusão: Esta teoria descreve a interdifusão das cadeias de polímeros através de uma interface adesiva . Este processo é impulsionado pelo gradiente de concentração e é afetado pelos comprimentos das cadeias moleculares disponíveis e pelas suas mobilidades. A profundidade da interpenetração depende do coeficiente de difusão e do tempo de contacto.

(e) Teoria mecânica: Esta teoria parte do princípio de que a adesão resulta de um encravamento de um adesivo líquido (ao endurecer) em irregularidades numa superfície rugosa. No entanto, as superfícies rugosas também proporcionam uma maior área de superfície disponível para interação, juntamente com uma maior dissipação viscoelástica e plástica de energia durante a falha da junta, que se pensa ser mais importante do que o processo de adesão do que um efeito mecânico.

(f) Teoria da fratura: Esta teoria difere um pouco das outras cinco pelo facto de relacionar a resistência adesiva com as forças necessárias para a separação das duas superfícies envolvidas após a adesão. Isto pressupõe que a falha da ligação adesiva ocorre na interface. No entanto, a falha ocorre normalmente no componente mais fraco, que é tipicamente uma falha coesiva dentro de uma das superfícies aderentes.

2.10.3 Mecanismo de bioadesão

Os mecanismos responsáveis pela formação de ligações bioadesivas não são totalmente conhecidos, no entanto, a maior parte da investigação descreveu a formação de ligações bioadesivas como um processo em três fases.

Etapa 1: Humedecimento e inchaço do polímero

Etapa 2: Interpenetração entre as cadeias poliméricas e a membrana mucosa

Etapa 3: Formação de ligações químicas entre as cadeias emaranhadas

Passo 1:

A fase de humedecimento e inchaço ocorre quando o polímero se espalha sobre a superfície do substrato biológico ou membrana mucosa, de modo a desenvolver um contacto íntimo com o substrato. Isto pode ser facilmente conseguido, por exemplo, colocando uma formulação bioadesiva, como um comprimido ou uma pasta, na cavidade oral ou na vagina. Os bioadesivos são capazes de aderir ou de se ligar aos tecidos biológicos com a ajuda da tensão superficial e das forças que existem no local de adsorção ou de contacto. O inchaço dos polímeros ocorre porque os componentes dos polímeros têm afinidade com a água. A humidificação e o inchaço do polímero estão representados na Figura 2.10.3.1.

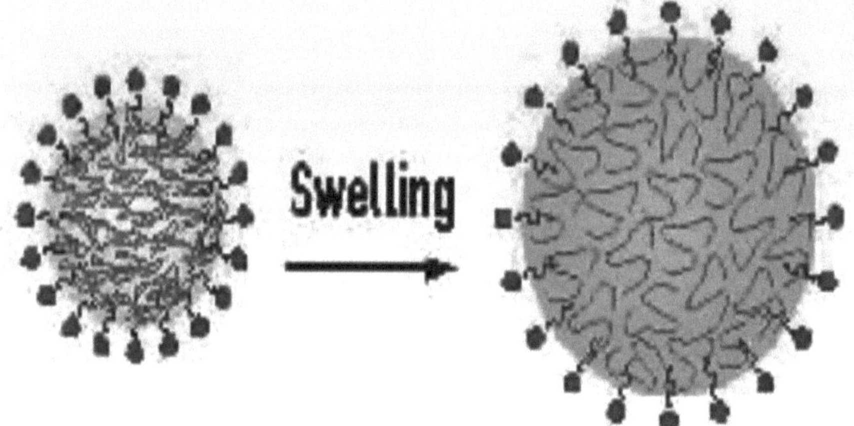

Figura 2.10.3.1: Humedecimento e inchamento do polímero

Passo 2:

A superfície das membranas mucosas é composta por polímeros de elevado peso molecular, conhecidos como glicoproteínas. No passo 2 da formação da ligação bioadesiva, as cadeias do polímero bioadesivo e as cadeias do polímero da mucosa misturam-se e emaranham-se para formar ligações adesivas semi-permeáveis. A força destas ligações depende do grau de penetração entre os dois grupos de polímeros. Para formar ligações adesivas fortes, um grupo de polímeros tem de ser solúvel no outro e ambos os tipos de polímeros têm de ter uma estrutura química semelhante. A interpenetração entre as cadeias de polímero e a membrana mucosa está representada na Figura 2.10.2.

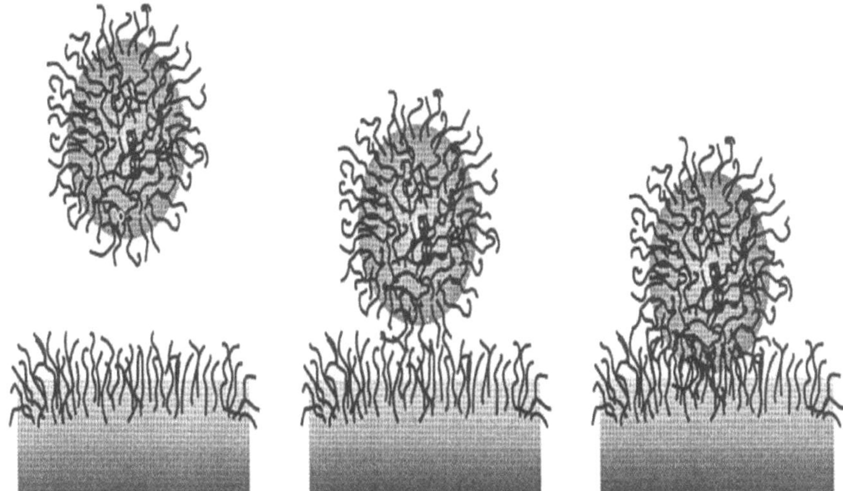

Figura 2.10.2: A interpenetração entre as cadeias poliméricas e a membrana mucosa

Passo 3:

Esta etapa envolve a formação de ligações químicas fracas entre as cadeias poliméricas emaranhadas. Os tipos de ligação formados entre as cadeias incluem ligações primárias, como as ligações covalentes, e interações secundárias mais fracas, como as interações de van der Waals e as ligações de hidrogénio. Tanto as ligações primárias como as secundárias são exploradas no fabrico de formulações bioadesivas, nas quais se formam fortes adesões entre polímeros. Na Figura 2.10.3.3 estão representadas três fases na interação entre um polímero mucoadesivo e a glicoproteína mucina.

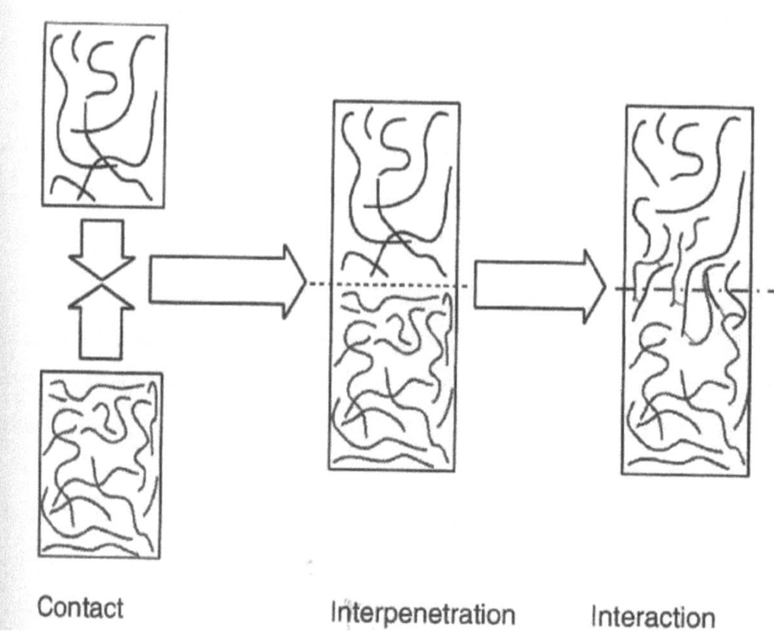

Figura 2.10.3.3: Três fases da interação entre um polímero mucoadesivo e a glicoproteína mucina

2.11 POLÍMEROS

Os polímeros bioadesivos podem ser definidos como materiais naturais ou sintéticos capazes de aderir ao substrato biológico durante um período de tempo alargado. A duração alargada deve ser suficiente para permitir uma frequência de administração reduzida em comparação com os polímeros convencionais não bioadesivos.

Para que os polímeros adiram às superfícies das mucosas ou às células epiteliais, devem possuir, idealmente, determinadas caraterísticas:

- **Flexibilidade** - A flexibilidade dos polímeros bioadesivos é importante porque controla a extensão da interpenetração entre os polímeros e as superfícies mucosas/epiteliais.
- **Hidrofilicidade** - Os polímeros de natureza hidrofílica são capazes de formar fortes ligações adesivas com as membranas mucosas porque a camada de muco contém grandes quantidades de água.

- **Ligação de hidrogénio** - A ligação de hidrogénio entre as cadeias poliméricas emaranhadas forma fortes ligações adesivas, pelo que a presença de grupos formadores de ligações de hidrogénio, como os grupos OH e COOH, é vital em grandes quantidades.

- **Peso molecular elevado** - Os polímeros com um peso molecular elevado são desejáveis porque proporcionam mais ligações disponíveis.
- **Tensão superficial** - Tensão superficial adequada para promover o espalhamento do polímero na camada de muco.

Atributos desejados dos polímeros bioadesivos para administração oral de medicamentos

Para que um polímero bioadesivo funcione eficazmente, deve possuir as seguintes propriedades físico-químicas multifuncionais adequadas à administração oral de medicamentos:

- Aderência rápida à mucosa.
- Demonstrar fortes interações com o tecido epitelial mucinoso.
- Regenerar uma nova superfície bioadesiva e, assim, manter a aderência durante mais tempo.
- Não são afectados pelas condições hidrodinâmicas, pela alimentação e pelas alterações de pH.
- Mantém a bioadesividade após a hidratação.
- Disponível em diferentes graus de bioadesivo para diferentes aplicações.
- Capacidade de trabalhar eficazmente com várias classes de medicamentos do sistema de classificação biofarmacêutica (BCS).
- Impacto mínimo na libertação do fármaco.
- Não há rutura da mucosa.
- Ampla margem de segurança, tanto a nível local como sistémico.
- Fácil de incorporar em várias formas de dosagem.
- Vida útil longa.
- Baixo custo.

Diferentes tipos de polímeros mucoadesivos

O Quadro 2.11.1 apresenta exemplos de diferentes polímeros bioadesivos passíveis de administração oral de fármacos e o Quadro 2.11.2 apresenta o desempenho mucoadesivo relativo de alguns potenciais polímeros farmacêuticos bio/mucoadesivos.

Polímeros hidrofílicos:

Os polímeros solúveis em água incham quando entram em contacto com a água e acabam por sofrer uma dissolução completa. Os sistemas revestidos com estes polímeros apresentam uma elevada bioadesividade à mucosa no estado seco, mas a natureza bioadesiva deteriora-se à medida que começam a dissolver-se. Consequentemente, a sua bioadesividade é de curta duração. Exemplos de alguns destes polímeros são o ácido poliacrílico e os poli(metilacilatos).

Hidrogéis:

Os polímeros com ligações cruzadas incham quando entram em contacto com a água. A extensão do inchaço depende do grau de reticulação. Exemplos destes polímeros são o policarbofilo, o carbopol, o poliox, etc. Estes polímeros possuem vários grupos carboxilo. Quando móveis na superfície húmida da mucosa, orientam estes locais bioadesivos para a mucosa e estabelecem interações através de ligações de hidrogénio. Apesar dos muitos aspectos atractivos dos polímeros bioadesivos hidrofílicos/hidrogel, a sua necessidade de hidratação e a sua bioadesividade de curta duração no trato gastrointestinal tornam-nos inadequados para administração oral. No caso dos polímeros hidrofílicos expansíveis, a adesão é óptima quando o polímero seco entra em contacto com a mucosa. Quando o polímero entra em contacto com a mucosa, hidrata-se lentamente e cria interações consideráveis com elevada força adesiva. À medida que o polímero se hidrata completamente num hidrogel, as ligações bioadesivas tornam-se demasiado extensas, resultando numa redução da bioadesividade. Esta é a razão pela qual estes polímeros hidrofílicos funcionam extremamente bem em várias cavidades do corpo com baixa turbulência e conteúdo líquido, tais como nasal, bucal, oftálmica e vaginal.

Polímeros termoplásticos:

Os polímeros hidrofóbicos incluem polímeros não erodíveis e bioerodíveis. Exemplos de alguns destes polímeros são os polímeros de Gantrez™ e os Spheromers™. Estudos de adsorção mostraram que a mucina tem uma forte afinidade por superfícies hidrofóbicas. Além disso, ao aperceberem-se de que a ligação de hidrogénio entre os grupos carboxilo da superfície e o muco é um fator determinante para a bioadesão não específica, os cientistas conceberam materiais termoplásticos bioerodíveis e não erodíveis com excelentes interações bioadesivas (Malmsten *et al.*, 2000). A família resultante de polímeros bioadesivos hidrofóbicos, agora patenteados e coletivamente designados por Spheromers™, permite a administração transmucosa de todas as classes de fármacos, incluindo moléculas de proteínas e péptidos. Estes polímeros têm um elevado peso molecular, não são tóxicos e não são irritantes.

- **Goma de acácia** - Este polímero natural é uma goma seca obtida a partir do caule e dos ramos da árvore *Acacia Senegal*. É utilizada como espessante em produtos farmacêuticos.

- **Ácido algínico** - É um polímero natural que se encontra nas paredes celulares das algas castanhas. É amplamente utilizado no fabrico de sais de alginato, como o alginato de sódio, que é um constituinte de Gaviscon liquid®.

- **Carbómeros** - São polímeros de ácido poliacrílico amplamente utilizados nas indústrias farmacêutica e cosmética como agentes espessantes. Os carbómeros têm uma enorme vantagem na ciência das formulações porque aderem fortemente às membranas mucosas sem causar irritação, exibem perfis de baixa toxicidade e são compatíveis com muitos medicamentos.

- **Hidroxipropilmetilcelulose (HPMC)** - Este polímero está incluído em preparações utilizadas para humedecer lentes de contacto e em géis orais.

- **Hialuronato de sódio** - Polímero biológico de elevado peso molecular constituído por unidades dissacáridas repetidas de ácido glucurónico e N-acetil-D-glucosamina. Este polímero é utilizado durante a cirurgia intraocular para proteger a córnea e também actua como um substituto da lágrima no tratamento do olho seco.

Tabela 2.11.1: Exemplos de diferentes polímeros bioadesivos passíveis de administração oral de medicamentos

Hydrophillic soluble polymers	References
Polyacrylic acid (PAA), Poly(methylacrylate)	
Hydrogel polymers	
Chitosan	Henriksen *et al.*, 1996
Hyaluronic acid and Hyaluronan	Pritchart *et al.*, 1996
Carbopol 974P and carbopol 971P	Noveon ,Inc., 2002
Polycarbophil	Kockish *et al.*, 2003
Corplex™ – Blends of hydrophilic polymer (PVP) and plastizer(PEG)	Cleary *et al.*,2003
Polycarbophil-Cysteine (Thiomers)	Bernkop-Schnurch *et al.*, 1999
Chitosan -Thioglycolic acid (Thiomers)	Kast *et al.*, 2002
PAA-cysteine (Thiomers)	Hornof *et al.*, 2003
AB block copolymers of olig(methyl methacrylate) and PAA	Inove *et al.*, 1998
Copolymer of PAA and PEG monoether monomethacrylate (PAA-CO-PEG) (PEGMM)	Shojael *et al.*, 1997
Pluronic-g-polyacrylic acid copolymers	Bromberg *et. al*, 2004
Amioca starch/carbopol 974P	Ameye *et al.*, 2005
PAA/Chitosan	Ahn *et al.*, 2002
PVP/PAA Complex	Chun *et al.*, 2002
Poly(methacrylic acid-grafted-ethylene glycol)	Groto *et al.*, 2006
Poly(methylvinyl ether-maleic anhydribe) PVP copolymer	Hao *et al.*, 2004
Thermoplastic Polymer	
Poly(methyl vinyl ether-co-malic anhydride) (Grantrez[R]AN 139)	ISP Co.Ltd. McCarron, *et al.*, 2004
Spheromers™	Thanos *et al.*, 2003
Ion Exchange Resins	
Cholestryramine (Duolite AP-123)	Jackson *et al.*, 2001
Miscellaneous	
Gliadin	Arangoa *et al.*, 2000
Sucralfate	Li *et al.*, 1993

Tabela 2.11.2: Desempenho mucoadesivo relativo de alguns potenciais polímeros farmacêuticos bio/mucoadesivos

S.No.	Polymers	Relative mucoadhesive force	Qualitative bioadhesive property
1	Carboxymethyl cellulose	193 gm	Excellent
2	Carbopol	185 gm	Excellent
3	Polycarbophil	-	Excellent
4	Tragacanth	154 gm	Excellent
5	Sodium alginate	126 gm	Excellent
6	HPMC	125 gm	Excellent
7	Gelatin	116 gm	Fair
8	Pectin	100 gm	Poor
9	Acacia	89 gm	Poor
10	Povidon	98 gm	Poor

2.12 Métodos utilizados para estudar a mucoadesão:

A literatura refere vários métodos de teste para estudar a mucoadesão. Estes métodos de teste são necessários não só para selecionar um grande número de materiais mucoadesivos candidatos, mas

também para estudar os seus mecanismos (Park *et al.*, 1990). Estes métodos de ensaio podem ser classificados em duas grandes categorias: (i) métodos *in vitro ex/in-vivo* (ii) métodos *in-vivo*

(i) Métodos *in vitro ex/in-vivo*:

Os métodos *in vitro ex/in-vivo* foram inicialmente concebidos para selecionar potenciais materiais bioadesivos, tendo em vista a realização de ensaios *in-vivo*, caso sejam bem sucedidos. Os métodos de ensaio mais frequentemente utilizados são: Teste de força de adesão, teste de lavagem por perfusão, testes reológicos, etc. (Kamath e Park, 1994).

(1) Técnica de força de adesão:

Os ensaios de resistência à aderência incluem os ensaios de tração, cisalhamento e descamação. Destes, o teste de tração é o teste *in-vitro* mais comumente utilizado. O método que utiliza a resistência à tração examina normalmente a força necessária para separar as duas superfícies depois de a ligação mucoadesiva ter sido estabelecida (Smart *et al.*, 1984; Peppas e Shalin,1996). Resumidamente, o material mucoadesivo em análise é fixado à superfície de um suporte sólido, que está ligado a uma balança de torção através de uma roldana. O material de teste é baixado sobre o substrato biológico e deixado durante um certo período para que haja interação entre o material e o tecido biológico. Após este período, o suporte sólido é elevado a uma velocidade constante até que o descolamento total tenha ocorrido e o peso máximo indique a força adesiva total da amostra de ensaio. O instrumento mais utilizado é o aparelho de ensaio de tração. Uma vez que não existe um critério para estes testes, podem ser obtidos diferentes valores de força adesiva utilizando diferentes instrumentos.

O tensiómetro du nouy também foi modificado para avaliar a capacidade de adesão relativa de polímeros em pó (Robert *et al.*, 1988). Além disso, os métodos baseados na resistência ao cisalhamento determinaram a força que faz com que o polímero adesivo deslize sobre a camada de muco na direção paralela ao seu plano de contacto, por exemplo, o método da placa de Wilhelmy referido por Smart *et al.* (1984). Esta técnica mede a mucoadesão registando uma força máxima da microbalança no momento em que uma placa de vidro revestida com polímero se desprende do gel de muco. A amostra utilizada nesta técnica tinha de ser revestida numa placa de vidro e o seu desempenho mucoadesivo era influenciado pela largura da placa de vidro, pela profundidade de penetração do vidro no muco e pela taxa de extração do muco (Sam *et al.*, 1992). Apresenta-se de seguida a descrição de dois testes de adesão:

(A) Método de medição da tensão de cisalhamento

Foram selecionados dois blocos de vidro lisos e polidos, um dos quais foi fixado com a cola Araldite a uma placa de vidro que foi colocada sobre uma mesa. O nível foi ajustado com uma lâmpada de bolha de ar. O bloco superior foi passado para baixo através de uma roldana por um fio, cuja extremidade foi atada a uma panela. Prepararam-se soluções de diferentes polímeros (2%) utilizando água como solvente e soluções de diferentes pH (pH 2^4: ácido, tampão de ftalato; pH 6: tampão de ftalato neutralizado; pH 6-8: tampões de fosfato) com as mesmas concentrações de polímeros. Uma gota do polímero foi mantida no centro do bloco fixo e, em seguida, o segundo bloco foi colocado sobre ele e pressionado com alguma pressão (100 g). Depois de o manter durante intervalos de tempo fixos de 5, 10, 15, 20 e 30 minutos, os pesos foram adicionados à panela. Os pesos necessários para puxar o bloco ou para o fazer deslizar para baixo a partir do bloco de base representam a força de adesão, ou seja, a tensão de corte necessária para indicar a força de adesão (Chary et al.,1999).A montagem utilizada no método de medição da tensão de corte está representada na Figura 2.12.1

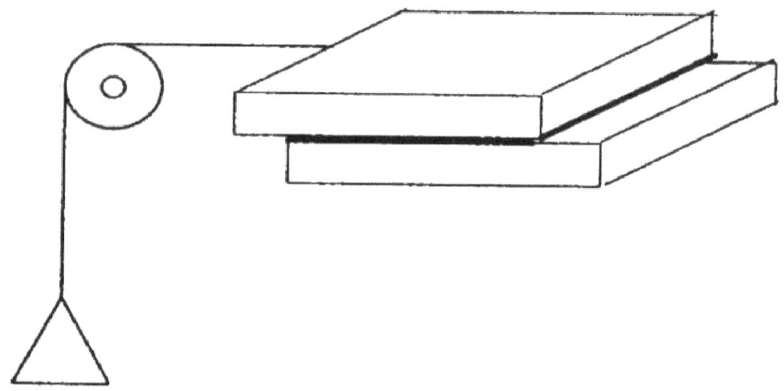

Figura 2.12.1 O conjunto utilizado no método de medição da tensão de corte.

(B) Método de medição da força de desprendimento

Este é o método utilizado para medir a capacidade mucoadesiva *in-vitro* de diferentes polímeros mucoadesivos . É o método modificado para avaliar a tendência dos materiais mucoadesivos para aderir ao esófago (Marvola,1982). Imediatamente após o abate, diferentes partes do intestino foram retiradas dos ovinos e transportadas para o laboratório em solução de Tyrode mantida a 4°C. A composição da solução de Tyrode (g/L) é NaCl, 8; KC1, 0,2; CaC12 2H2O, 0,134; NaHCO3, 1,0; dihidrogenofosfato de sódio, 0,05; glucose-H2O, 1,0. Durante a experiência, a solução foi arejada com oxigénio puro e mantida a 37°C. Foram cortados segmentos do intestino com 6 a 7 cm de comprimento. A extremidade inferior de cada segmento intestinal foi atada e depois ligada ao tubo do arejador, com a extremidade superior ligada a um tubo de vidro de 15 mm de diâmetro. Foram utilizadas diferentes partes do trato gastrointestinal de ovinos (duodeno, jejuno e íleo) para estudar o efeito da variação do pH no trato gastrointestinal sobre a força de descolamento. A aderência pode ser registada utilizando os comprimidos de 8 mm de maleato de clorfeniramina simples mais matriz de polímero (1:10). Foi efectuado um furo nos comprimidos a testar. Passou-se um fio através do comprimido e atou-se à sua volta; este comprimido foi colocado, utilizando um tubo de plástico como aplicador, na preparação intestinal durante um tempo determinado e, na outra extremidade da vareta de vidro, fixou-se um recipiente no qual se colocou um copo (Chary *et al.,* 1999).

(2) Técnica de lavagem por perfusão:

O teste de queda de película líquida é um dos testes de perfusão que mede a adesão de formulações particuladas (Teng e Ho, 1987; Rao e Buri, 1989; Pimienta *et al.,* 1990). Envolveu a colocação do material de ensaio na secção de estômago ou intestino excisado que foi montada numa placa inclinada e a sua lavagem com soluções gástricas ou intestinais simuladas. As partículas eluídas foram recolhidas e quantificadas. A percentagem de partículas que aderem ao tecido foi determinada e utilizada como um índice da força bioadesiva. Por exemplo, a formulação bioadesiva marcada, *como* as microesferas marcadas com isotiocinato de rodamina B (RITC) (Wang *et al.,* 2001), foi deixada a interagir com o tecido durante um determinado período de tempo e a perfusão foi iniciada. A intensidade da solução eluída foi determinada utilizando o espetrofotómetro de florocentro e utilizada como um índice da força de bioadesão (King *et al.*, 1991). Outra técnica de perfusão era semelhante à da película líquida em queda, exceto que foi utilizado um segmento inteiro de intestino em vez de uma parte do intestino.

(3) Método de coloração com ouro coloidal:

Park (1989) propôs a técnica de coloração com ouro coloidal para o estudo da mucoadesão. A técnica utilizou partículas de ouro coloidal vermelho que foram estabilizadas por partículas de mucina absorvidas (conjugado mucina-ouro). Durante a interação com os conjugados mucina-ouro, os hidrogéis bioadesivos desenvolveram uma cor vermelha na superfície. Assim, a interação entre eles é facilmente quantificada, quer pela medição da intensidade da cor vermelha na superfície do hidrogel, quer pela medição da diminuição da concentração de conjugados a partir das alterações de absorvância a 525 nm.

Fiebrig *et al.* (1997) investigaram a interação do quitosano e da mucina utilizando microscopia eletrónica combinada com conjugados de ouro coloidal, a fim de identificar e localizar o quitosano no complexo mucina/quitosano. Verificaram que, uma vez complexada com mucina, a quitosana estava concentrada no centro do complexo, rodeada possivelmente por um complexo mais hidrofílico da mucina.

(4) Medições da energia de superfície:

A medição da tensão superficial e do coeficiente de espalhamento baseia-se na teoria de molhagem da mucoadesão. Foi proposta a correlação com o ângulo de contacto. Lehr *et al.* (1993) desenvolveram um coeficiente de espalhamento combinado e a energia de fratura de Griffith. Foi demonstrado que o coeficiente de espalhamento combinado, calculado a partir da medição do ângulo de contacto, está correlacionado com a força de desprendimento (Lehr *et al.*, 1993; Shojaei e Li, 1997). A energia livre da superfície da forma mucoadesiva deve ser intermédia entre a energia livre da superfície circundante e a da superfície da mucosa. Se a energia livre de superfície obtida da forma de dosagem for demasiado elevada, será favorecida a formação da interface entre a dosagem e o líquido, impedindo a adesão pretendida à superfície da mucosa. A forma de dosagem com energia livre inferior à da superfície da mucosa não se espalha e não adere ao tecido. Se a energia de superfície livre da forma de dosagem e da mucosa forem muito semelhantes, a mucoadesão será muito fraca.

(5) Teste do polegar:

O teste do polegar (Kamath e Part, 1994) é um método de teste simples que pode ser utilizado para identificar mucoadesivos. A adesividade é medida quantitativamente pela dificuldade de retirar o polegar do adesivo em função da pressão e do tempo de contacto. É muito provável que qualquer sistema mucoadesivo seja adesivo para os dedos, uma vez que a maioria dos mucoadesivos não são específicos e não são específicos da mucina. Tal como a mucina, a pele tem muitos grupos hidroxilo. Embora o teste do polegar possa não ser conclusivo, fornece informações úteis sobre o potencial mucoadesivo.

(6) Método viscosimétrico:

Um método viscosimétrico simples foi utilizado por Hassan e Gallo (1990) para quantificar a força de ligação bioadesiva mucina-polímero. As viscosidades de dispersões de mucina gástrica porcina a 15% p/v em HC1 0,1 N (pH 1,0) ou tampão acetato 0,1N (pH 5,5) foram medidas com um viscosímetro Brookefield na ausência ou presença de polímeros neutros, aniónicos e catiónicos selecionados. Foram calculados os componentes da viscosidade e as forças de bioadesão.

(ii) Ensaios de mucoadesão *in vivo*: Estudos com raios X

As técnicas *in vivo* para medir a força bioadesiva são relativamente poucas. Alguns dos métodos registados baseiam-se na medição do tempo de permanência dos bioadesivos no local de aplicação (Kamath e Park, 1994). O tempo de trânsito GI de muitos bioadesivos foi examinado utilizando radioisótopos. O teste é efectuado através da preparação de uma formulação mucoadesiva contendo BaSC>4. A técnica de trânsito radiomarcado permite investigar o trânsito da formulação mucoadesiva destinada a administração oral ao longo de todo o comprimento do trato gastrointestinal.

Ch'ng *et al.* (1995), com o objetivo de investigar o trânsito gastrointestinal de esferas bioadesivas, desenvolveram um método in vivo em ratos, inserindo material bioadesivo marcado com Cr no estômago e medindo a radioatividade em segmentos cortados do intestino.

Duchne *et al.* (1988) descreveram o método utilizado por Davis, que envolvia o método cintigráfico para estudar o trânsito gastrointestinal de uma forma bioadesiva. Khosla e Davis (1987) estudaram o esvaziamento gástrico de pellets de policarbofila marcados com ^{mm}TC em seres humanos utilizando a cintigrafia g.

Resumo

Os sistemas de administração de fármacos gastroretentivos, que incluem principalmente os sistemas flutuantes, mucoadesivos e expansíveis, surgiram como um meio eficaz de aumentar a biodisponibilidade e a libertação controlada de fármacos que apresentam uma janela de absorção. Ao prolongar o tempo de esvaziamento gástrico da forma de dosagem, estes sistemas não só proporcionam uma libertação controlada durante um período prolongado, como também apresentam o fármaco na forma absorvível em regiões de absorção óptima. Estas formas conseguem este objetivo através da retenção da forma de dosagem na região gástrica, onde o fármaco é apresentado na "janela de absorção". Isto assegura a absorção máxima do fármaco durante o período desejado. A conceção de um GRDDS requer uma compreensão profunda das propriedades físico-químicas do fármaco, dos acontecimentos fisiológicos no trato gastrointestinal e das estratégias de formulação. A compreensão crescente do impacto da fisiologia do trato gastrointestinal na administração do fármaco e a sofisticação crescente da tecnologia de administração garantirão o desenvolvimento de um número cada vez maior de GRRDS para otimizar a administração de moléculas que apresentam variabilidade regional na absorção intestinal.

O mecanismo pelo qual se forma uma ligação mucoadesiva dependerá da natureza da membrana mucosa e do material mucoadesivo, do tipo de formulação, do processo de fixação e do ambiente subsequente da ligação. É evidente que é improvável que exista um único mecanismo para a mucoadesão proposto em muitos textos para todas as diferentes ocasiões em que a adesão ocorre. No entanto, a compreensão do mecanismo de mucoadesão em cada caso ajudará o desenvolvimento de sistemas novos e melhorados necessários para a distribuição dos produtos da revolução da biotecnologia.

As melhorias na administração oral com base em bioadesivos e, em particular, o desenvolvimento de novos polímeros altamente eficazes e compatíveis com a mucosa, estão a criar novas oportunidades comerciais e clínicas para a administração de fármacos com uma janela de absorção estreita no local-alvo, de modo a maximizar a sua utilidade. Os recentes avanços nestes polímeros adaptados oferecem oportunidades renovadas para as empresas farmacêuticas começarem e adoptarem a sua aplicabilidade mais ampla a fármacos altamente variáveis e exigentes e administrá-los eficazmente em doenças gastrointestinais específicas.

CAPÍTULO 3

PLANO DE TRABALHO

O objetivo deste estudo é desenvolver, otimizar e avaliar um sistema de administração de fármacos gastroretentivo, de libertação controlada e mucoadesivo, utilizando o cloridrato de atenolol como fármaco modelo. Para o efeito, foi previsto o seguinte plano de trabalho:

1. Caracterização do Cloridrato de Atenolol

- Caracterização física
- Análise por espetroscopia U.V.

2. Formulação de comprimidos mucoadesivos gastroretentivos

- Seleção de polímeros (CMC de sódio e carbopol-943) e excipientes para o fabrico e formulação de comprimidos mucoadesivos.
- Preparação de comprimidos mucoadesivos de placebo utilizando diferentes combinações poliméricas e teste da mucoadesão destes comprimidos.
- Otimização estatística de comprimidos mucoadesivos utilizando um desenho fatorial.
- Preparação de um comprimido mucoadesivo de Atenolol contendo carbopol-934 como polímero mucoadesivo.

3. Avaliação da formulação optimizada com base em:

1. Estudos de libertação de fármacos *in-vitro*
2. Estudos de comparação
3. Análise estatística do teste t
4. Variação de peso
5. Dureza dos comprimidos
6. Friabilidade
7. Índice de inchaço
8. Ensaio de mucoadesão

4. Interpretação dos resultados

CAPÍTULO 4

PERFIL DO MEDICAMENTO

Medicamento modelo: Atenolol

Nome genérico: Atenolol
Nome da marca: *Tenormin*

Número CAS: 29122-68-7

4.1 Propriedades físico-químicas:

Aspeto: Pó branco

Categoria: Anti-hipertensivos

Fórmula molecular: C14H22N2O3

Peso molecular: 266,34

Fórmula estrutural:

Nomenclatura: Atenolol (RS)-4-(2-hidroxi-3-isopropilaminopropoxi)fenilacetamida.

Solubilidade: É inodoro, tem um sabor ligeiramente amargo e é solúvel em etanol; moderadamente solúvel em água; ligeiramente solúvel em diclorometano; praticamente insolúvel em éter.

4.2 Estatuto da farmacopeia:

O atenolol é oficial na Farmacopeia Indiana, na Farmacopeia Britânica e na Farmacopeia dos Estados Unidos.

Teste de identificação de acordo com a Farmacopeia Indiana (IP):

(1) Absorção de raios ultravioleta:

A absorção da luz na gama de 230-360 nm de uma solução a 0,01% p/v em metanol apresenta dois máximos a cerca de 275 nm e 282 nm. A relação entre a absorvância no máximo a cerca de 275 nm e a absorvância no máximo a cerca de 282 nm é de 1,15 a 1,20.

(2) Cromatografia de camada fina:

Utilizar sílica-gel GF254 como substância de revestimento e uma mistura de 99 volume de metanol e volume de amoníaco forte como fase móvel. Aplicar separadamente na placa 10 microlitros de cada uma das duas soluções em metanol que contêm (1) 1,0% p/v da substância a examinar e (2) 1,0% p/v de atenolol RS. Após a remoção da placa, deixar secar ao ar e examinar à luz ultravioleta (254 nm). A mancha principal do cromatograma obtido com a solução 1 corresponde à do cromatograma obtido com a solução 2.

(3) Ensaio de fusão:

O atenolol funde-se entre 152° e 155°C.

4.3 Atenolol - Farmacologia clínica

O atenolol é um bloqueador dos receptores beta-adrenérgicos beta 1-seletivo (cardiosselectivo) sem actividades estabilizadoras da membrana ou simpaticomiméticas intrínsecas (agonista parcial). Este efeito preferencial não é, no entanto, absoluto e, em doses mais elevadas, o atenolol inibe os receptores beta2-adrenérgicos, localizados principalmente na musculatura brônquica e vascular (www.drugs.com).

4.4 Farmacocinética e Metabolismo

No homem, a absorção de uma dose oral é rápida e consistente, mas incompleta. Aproximadamente 50% de uma dose oral é absorvida pelo trato gastrointestinal, sendo o restante excretado inalterado nas fezes. Os níveis sanguíneos máximos são atingidos entre duas (2) e quatro (4) horas após a ingestão. Ao contrário do propranolol ou do metoprolol, mas tal como o nadolol, o atenolol sofre pouco ou nenhum metabolismo pelo fígado, e a porção absorvida é eliminada principalmente por excreção renal. Mais de 85% de uma dose intravenosa é excretada na urina em 24 horas, em comparação com aproximadamente 50% de uma dose oral. O atenolol também difere do propranolol pelo facto de apenas uma pequena quantidade (6%-16%) estar ligada a proteínas no plasma. Este perfil cinético resulta em níveis plasmáticos do fármaco relativamente consistentes, com uma variação de cerca de quatro vezes entre doentes.

A semi-vida de eliminação do atenolol oral é de aproximadamente 6 a 7 horas, e não há alteração do perfil cinético do fármaco por administração crónica. Após administração intravenosa, os níveis plasmáticos máximos são atingidos em 5 minutos. A diminuição dos níveis máximos é rápida (5 a 10 vezes) durante as primeiras 7 horas; depois disso, os níveis plasmáticos diminuem com uma semi-vida semelhante à do medicamento administrado por via oral. Após doses orais de 50 mg ou 100 mg, os efeitos beta-bloqueadores e anti-hipertensivos persistem durante pelo menos 24 horas. Quando a função renal está comprometida, a eliminação do atenolol está intimamente relacionada com a taxa de filtração glomerular; ocorre uma acumulação significativa quando a depuração da creatinina é inferior a 35 ml/min/1,73 m². Os dados farmacocinéticos do atenolol estão representados na Tabela 4.4.1 (www.drugs.com).

Bioavailability	40-50%
Protein binding	6-16%
Metabolism	Hepatic<10%
Half life	6-7 hours
Excretion	Renal Latic (In lactiferous females)
Routes	Oral / I.V.

Tabela 4.4.1: Dados farmacocinéticos do atenolol

4.5 Farmacodinâmica

Em testes farmacológicos padrão em animais ou humanos, a atividade bloqueadora dos receptores beta-adrenérgicos do atenolol foi demonstrada por: (1) redução da frequência cardíaca e do débito cardíaco em repouso e em exercício, (2) redução da pressão arterial sistólica e diastólica em repouso e em exercício, (3) inibição da taquicardia induzida pelo isoproterenol e (4) redução da taquicardia ortostática reflexa.

Um efeito beta-bloqueador significativo do atenolol, medido pela redução da taquicardia de exercício, é aparente dentro de uma hora após a administração oral de uma dose única. Este efeito é máximo em cerca de 2 a 4 horas e persiste durante pelo menos 24 horas. A redução máxima da taquicardia de exercício ocorre nos 5 minutos seguintes a uma dose intravenosa. Tanto para o medicamento administrado por via oral como por via intravenosa, a duração da ação está relacionada com a dose e tem também uma relação linear com o logaritmo da concentração plasmática de atenolol. O efeito sobre a taquicardia de exercício de uma dose intravenosa única de 10 mg é largamente dissipado em 12 horas, enquanto a atividade beta-bloqueadora de doses orais únicas de 50 mg e 100 mg é ainda evidente para além das 24 horas após a administração. No entanto, como foi demonstrado para todos os agentes beta-bloqueadores, o efeito anti-hipertensivo não parece estar relacionado com o nível plasmático.

Em indivíduos normais, a seletividade beta1 do atenolol foi demonstrada pela sua capacidade reduzida de reverter o efeito vasodilatador mediado por beta2 do isoproterenol, em comparação com doses beta-bloqueadoras equivalentes de propranolol. Em doentes asmáticos, uma dose de atenolol que produz um maior efeito na frequência cardíaca em repouso do que o propranolol resultou num aumento muito menor da resistência das vias aéreas. Consistente com o seu efeito cronotrópico negativo devido ao beta-bloqueio do nó SA, o atenolol aumenta a duração do ciclo sinusal e o tempo de recuperação do nó sinusal. A condução no nó AV também é prolongada. O atenolol é desprovido de atividade estabilizadora da membrana, e o aumento da dose muito para além da que produz betabloqueio não deprime mais a contratilidade miocárdica. Vários estudos demonstraram um aumento moderado (aproximadamente 10%) do volume sistólico em repouso e durante o exercício.

Em ensaios clínicos controlados, o atenolol, administrado numa dose oral única diária, foi um agente anti-hipertensor eficaz que proporcionou uma redução da pressão arterial durante 24 horas. O atenolol foi estudado em combinação com diuréticos do tipo tiazida e os efeitos da combinação na tensão arterial são aproximadamente aditivos. O atenolol também é compatível com metildopa, hidralazina e prazosina, sendo que cada combinação resulta numa maior redução da tensão arterial do que com os agentes isolados. A gama dc doscs do atenolol é estreita e o aumento da dose para além de 100 mg uma vez por dia não está associado a um aumento do efeito anti-hipertensivo. Os mecanismos dos efeitos anti-hipertensivos dos agentes beta-bloqueadores não foram estabelecidos. Vários mecanismos possíveis foram propostos e incluem: (1) antagonismo competitivo das catecolaminas em locais de neurónios adrenérgicos periféricos (especialmente cardíacos), levando à diminuição do débito cardíaco, (2) um efeito central que leva à redução do fluxo simpático para a periferia, e (3) supressão da atividade da renina. Os resultados de estudos a longo prazo não demonstraram qualquer diminuição da eficácia anti-hipertensiva do Atenolol com o uso prolongado.

Ao bloquear os efeitos cronotrópicos e inotrópicos positivos das catecolaminas e ao diminuir a pressão arterial, o Atenolol reduz geralmente as necessidades de oxigénio do coração em qualquer nível de esforço, o que o torna útil para muitos doentes no tratamento a longo prazo da angina de peito. Por outro lado, o Atenolol pode aumentar as necessidades de oxigénio através do aumento do comprimento das fibras do ventrículo esquerdo e da pressão diastólica final, particularmente em doentes com insuficiência cardíaca.

O mecanismo através do qual o atenolol melhora a sobrevivência em doentes com enfarte agudo do miocárdio definitivo ou suspeito é desconhecido, tal como acontece com outros beta-bloqueantes no contexto pós-enfarte. O atenolol, para além dos seus efeitos na sobrevivência, demonstrou outros benefícios clínicos, incluindo a redução da frequência de batimentos prematuros ventriculares, a redução da dor torácica e a redução da elevação enzimática (www.drugs.com).

4.6 Farmacologia geriátrica do Atenolol:

Em geral, os doentes idosos apresentam níveis plasmáticos de atenolol mais elevados, com valores de depuração total cerca de 50% inferiores aos dos indivíduos mais jovens. A semi-vida é marcadamente mais longa nos idosos em comparação com os indivíduos mais jovens. A redução da depuração do atenolol segue a tendência geral de que a eliminação de fármacos excretados por via renal diminui com o aumento da idade.

4.7 Indicações e utilização do atenolol

Hipertensão:

O atenolol está indicado no tratamento da hipertensão arterial. Pode ser utilizado isoladamente ou em simultâneo com outros agentes anti-hipertensores, nomeadamente com um diurético do tipo tiazida.

Angina de peito devido a aterosclerose coronária:

O atenolol é indicado para o tratamento a longo prazo de doentes com angina de peito.

Infarto agudo do miocárdio:

O atenolol está indicado no tratamento de doentes hemodinamicamente estáveis com enfarte agudo do miocárdio definitivo ou suspeito para reduzir a mortalidade cardiovascular. O tratamento pode ser iniciado logo que a condição clínica do doente o permita (www.drugs.com).

4.8 Contra-indicações

- bradicardia (pulso inferior a 50 bpm)
- choque cardiogénico
- asma (pode causar broncoconstrição), embora improvável, uma vez que o atenolol é
cardioselectivo
- hipotensão sintomática (tensão arterial inferior a 100/60 mm Hg com tonturas, vertigens, etc.)
- angina do tipo Prinzmetal (angina vasoespástica)
- acidose metabólica (uma condição grave com um sangue mais ácido do que o normal)
- perturbações graves da circulação arterial periférica

- Bloqueio AV de segundo e terceiro grau (uma forma particular de arritmia)
- insuficiência cardíaca congestiva agudamente descompensada (os sintomas podem ser retenção de líquidos com edema periférico e/ou retenção de líquidos abdominais (ascite), e/ou edema pulmonar)
- síndrome do seio doente (uma forma particular de arritmia, muito rara)
- hipersensibilidade e/ou alergia ao atenolol
- feocromocitoma (um tipo raro de tumor das glândulas supra-renais)

Atenção: doentes com asma brônquica pré-existente.

Atenção: apenas se for claramente necessário durante a gravidez, uma vez que o atenolol pode atrasar o crescimento fetal e possivelmente causar outras anomalias (http://en.wikipedia.org, em junho de 2009).

4.9 Efeitos secundários

O atenolol causa significativamente menos efeitos secundários no sistema nervoso central (depressões, pesadelos) e menos reacções broncoespásticas, ambos devido ao seu perfil farmacológico particular.

Foi o principal β-bloqueador identificado como tendo um risco mais elevado de provocar diabetes tipo 2, o que levou à sua desclassificação no Reino Unido, em junho de 2006, para agente de quarta linha no tratamento da hipertensão.

Além disso, os β-bloqueadores atenuam a resposta habitual do sistema nervoso simpático à hipoglicemia (ou seja, sudação, agitação, taquicardia). Por conseguinte, estes medicamentos têm a capacidade de mascarar um nível perigosamente baixo de açúcar no sangue, o que diminui ainda mais a sua segurança e utilidade em doentes diabéticos (http://en.wikipedia.org).

Os efeitos secundários incluem:

- indigestão, obstipação
- boca seca
- tonturas ou desmaios (especialmente em casos de hipotensão ortostática)
- extremidades frias
- queda de cabelo
- problemas com a função sexual
- nariz a pingar/obstruído
- depressão e confusão
- dificuldade em dormir, pesadelos

- fadiga, fraqueza ou falta de energia

Os efeitos secundários mais graves podem incluir:

- alucinações
- tensão arterial baixa (hipotensão)
- reacções cutâneas, *por exemplo,* erupção cutânea, urticária, descamação da pele, agravamento da psoríase
- sensação de "formigueiro" nas mãos ou nos pés
- olhos irritados, perturbaçõesperturbações visuais
- dificuldade em ouvir
- dificuldade em falar
- instabilidade ao caminhar

Os efeitos secundários graves podem indicar a necessidade de cuidados médicos urgentes.

4.10 Interações

- Medicamentos que abrandam a condução nodal AV, tais como o Digoxina o Diltiazem o Verapamil o Amiodarona

   o Outros bloqueadores beta

- Anti-inflamatórios não esteróides
- Outros medicamentos que reduzem a tensão arterial

- Outros medicamentos que produzem uma diminuição da contratilidade

4.11 Dosagem:

Em doentes com função renal normal, a dose diária é de 25 a 50 mg para o tratamento da hipertensão, dependendo da indicação e da gravidade da doença. Na maioria dos doentes, o médico começará com uma dose inicial baixa e fará aumentos em intervalos semanais, conforme tolerado. A dosagem pode variar de 25 mg a 200 mg por dia. No caso de doses superiores a 1.000 mg, a dose é normalmente dividida e tomada duas vezes por dia.

Para o tratamento da angina, podem ser administrados 100 mg por dia.

Nos doentes com função renal comprometida, a dose diária deve ser reduzida de acordo com a resposta clínica de cada doente. Se um doente com insuficiência renal terminal estiver a fazer diálise regular, normalmente são administrados 50 mg após cada procedimento de diálise. Nestes doentes, pode ocorrer posteriormente uma hipotensão grave (http://en.wildpedia.org).

4.12 Tratamento combinado da hipertensão:

Se o atenolol isoladamente não conseguir controlar a hipertensão arterial, o medicamento pode ser combinado com um diurético *(por exemplo,* com clortalidona em co-tenidona) e/ou um vasodilatador (hidralazina ou, em casos graves, minoxidil). Podem também ser administrados adicionalmente alfa-agonistas centrais *(por exemplo,* clonidina), inibidores da ECA ou antagonistas dos receptores da angiotensina II, como o losartan. Ter cuidado com os antagonistas do cálcio do tipo verapamil como terapia adjuvante devido ao impacto negativo adicional na força muscular do coração. A utilização de antagonistas do cálcio do tipo nifedipina é controversa, (http://en. wikipedia.org).

4.13 Overdose:

Os sintomas de sobredosagem devem-se a acções farmacodinâmicas excessivas sobre a Pi e também sobre os receptores P2. Estes incluem bradicardia, hipotensão grave com choque, insuficiência cardíaca aguda, hipoglicemia e reacções broncoespásticas. O tratamento é maioritariamente sintomático. Está indicada a hospitalização e a monitorização intensiva. Nos casos iniciais, pode ser induzida a emese. O carvão ativado é útil para absorver o fármaco. A atropina contraria a bradicardia, o glucagon ajuda na hipoglicemia, a dobutamina pode ser administrada contra a hipotensão e a inalação de um mimético de P2, como a hexoprenalina ou o salbutamol, põe termo aos broncoespasmos (http ://en.wikipedia. org).

CAPÍTULO 5

PERFIL DO POLÍMERO

5.1 Polímero de carbopol

Os polímeros de Carbopol são polímeros de ácido acrílico reticulado com éteres de polialquenilo ou divinilglicol.

São produzidos a partir de partículas de polímero primário com um diâmetro médio de cerca de 0,2 a 6,0 mícrones. Os aglomerados floculados não podem ser quebrados nas partículas finais quando produzidos. Cada partícula pode ser vista como uma estrutura de rede de cadeias de polímeros interligadas através de ligações cruzadas (Florence e Jani, 1994) (Figura 5.1.1).

Os polímeros de Carbopol são apresentados sob a forma de pós fofos, brancos e secos (100% eficazes). Os grupos carboxilo fornecidos pela estrutura de ácido acrílico do polímero são responsáveis por muitos dos benefícios do produto. Os polímeros de Carbopol têm um peso equivalente médio de 76 por grupo carboxilo (Goodrich, 1991). A estrutura geral pode ser ilustrada na Figura 5.1.2.

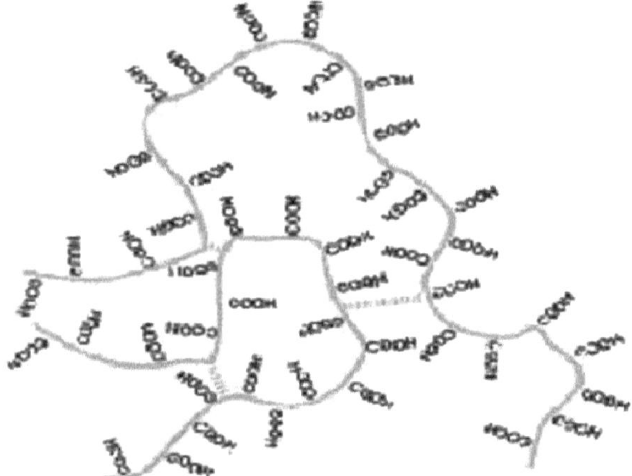

Figura 5.1.1: Desenho esquemático de um segmento molecular de um polímero de ácido poliacrílico reticulado

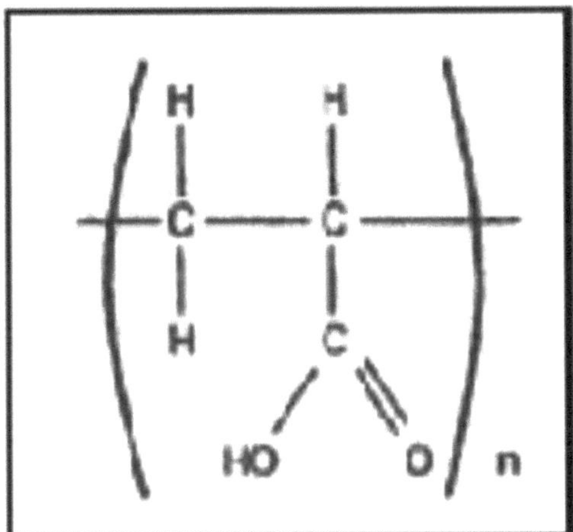

Figura 5.1.2: Estrutura geral dos polímeros de carbopol

Os polímeros de Carbopol são fabricados através de um processo de reticulação. Dependendo do grau de reticulação e das condições de fabrico, estão disponíveis vários graus de Carbopol. Cada grau tem a sua importância pela sua utilidade em formas de dosagem farmacêutica (Alexander, 1986).

O Carbopol 934 P é reticulado com alil sacarose e é polimerizado em solvente benzeno.

Carbopol 71G, 971 P, 974 P são reticulados com alil penta eritritol e polimerizados em acetato de etilo. O policarbofilo é um polímero reticulado em divinilglicol e polimerizado em solvente benzeno. Todos os polímeros fabricados em acetato de etilo são neutralizados com hidróxido de potássio a 1-3%. Embora o Carbopol 971 P e o Carbopol 974 P sejam fabricados pelo mesmo processo em condições semelhantes, a diferença entre eles é que o Carbopol 971 P tem um nível ligeiramente mais baixo de agente reticulante do que o Carbopol 974 P. O Carbopol 71 G é a forma granular de grau Carbopol (Martindale, 2002).

5.1.1 Propriedades físicas :

A natureza tridimensional destes polímeros confere-lhes algumas caraterísticas únicas, como a inércia biológica, que não se encontram em polímeros lineares semelhantes. As resinas Carbopol são substâncias hidrofílicas que não são solúveis em água. Pelo contrário, estes polímeros incham quando dispersos em água, formando uma dispersão coloidal, semelhante a uma mucilagem.

Os polímeros de Carbopol têm uma propriedade de sorção de água muito boa. Incham em água até 1000 vezes o seu volume original e 10 vezes o seu diâmetro original para formar um gel quando expostos a um ambiente de pH acima de 4,0 a 6,0. Uma vez que o pKa destes polímeros é de 6,0 a

0,5, a porção de carboxilato na espinha dorsal do polímero ioniza-se, resultando na repulsão entre as cargas nativas, o que contribui para a dilatação do polímero. A temperatura de transição vítrea dos polímeros de Carbopol é de 105°C (221 °F) na forma de pó. No entanto, a temperatura de transição vítrea diminui significativamente quando o polímero entra em contacto com a água. As cadeias poliméricas começam a girar e o raio de giração torna-se cada vez maior. Macroscopicamente, este fenómeno manifesta-se como inchaço (Martindale, 2002). As propriedades físicas e químicas do carbopol são apresentadas na Tabela 5.1.1.

Appearance	*Fluffy, white, mildly acidic polymer*
Bulk Density	Approximately 208 kg/m^3 (13 lbs. ft^3) *
Specific gravity	1.41
Moisture content	2.0% maximum
Equilibrium moisture content	8-10% (at 50% relative humidity)
pKa	6.0 ± 0.5
pH of 1.0% water dispersion	2.5 - 3.0
pH of 0.5% water dispersion	2.7 - 3.5
Equivalent weight	76 ± 4
Ash content	0.009 ppm (average) **
Glass transition temperature	100-105 ^{0}C (212-221 ^{0}F)

Quadro 5.1.1: Propriedades físicas e químicas do carbopol

* Os polímeros produzidos em co-solvente (uma mistura de ciclo-hexano/acetato de etilo) têm uma densidade aparente de 176 kg/m^3 (11 lbs/ft$^{3)}$.

* * Os polímeros produzidos em acetato de etilo têm um teor de cinzas (como sulfato de potássio) de 1-3% em média.

Aplicações bioadesivas:

Muitos polímeros hidrofílicos aderem às superfícies da mucosa porque atraem a água da camada de gel de muco aderente à superfície epitelial. Este é o mecanismo mais simples de adesão e foi definido como "adesão por hidratação". Vários tipos de força adesiva, por exemplo, a ligação de hidrogénio entre o polímero aderente e o substrato, ou seja, o muco, estão envolvidos na mucoadesão a nível molecular. Foi demonstrado que os polímeros de Carbopol criam uma ligação tenaz com a membrana mucosa, resultando numa forte bioadesão.

Muitos produtos comerciais orais e tópicos atualmente disponíveis e sob investigação foram formulados com polímeros de Carbopol, uma vez que estes apresentam inúmeras vantagens em formulações bioadesivas (AnlareZa/., 1993).

5.2 Carboximetilcelulose de sódio

A carboximetilcelulose de sódio é o sal de sódio do éter policarboximetilcelulósico. (http://en.wikipedia.org/wiki/Sodium_CMC). A estrutura da carboximetilcelulose de sódio está representada na Figura 5.2.1.

Sinónimos: Sal sódico de celulose CM; sal sódico de ácido glicólico de celulose; sal sódico de glicocolato de celulose; sal sódico de éter carboximetilcelulose.

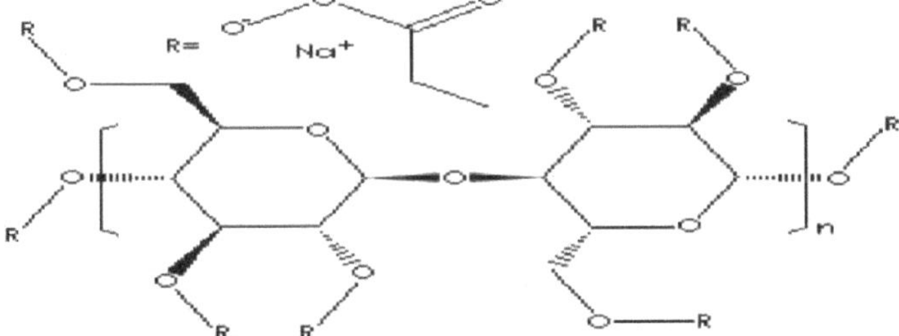

Figura 5.2.1: Estrutura da carboximetilcelulose de sódio

- **Denominação química:** Sal de sódio do éter carboximetilcelulósico.

- **Fórmula empírica:** $[C_6H_7O2(OH)3x\ (OHC_2\text{-}COONa)_x]n$

- **Número de registo CAS:** 9004-32-4

- **Descrição:** Pó ou material granular branco a ligeiramente amarelo, inodoro, higroscópico, com um ténue traço de papel.

- **Peso molecular:** 90.000-700.000

- **Densidade aparente:** $0,75 g/cm^3$

- **Viscosidade:** 1200cps (solução aquosa a 1%)

- **pH:** 6,5-8,5 (% solução aquosa)

- **Solubilidade:** É solúvel em água a todas as temperaturas, dando origem a uma solução límpida e praticamente insolúvel na maioria dos solventes orgânicos.

- **Estabilidade:** A esterilização, tanto no estado seco como em solução, provoca uma diminuição da viscosidade. A irradiação da solução também causa uma queda na viscosidade. O material a granel é estável durante o armazenamento.

- **Segurança:** Geralmente reconhecida como segura.

- **Incompatibilidade:** É incompatível com soluções fortemente ácidas e com sais solúveis de ferro, mercúrio, zinco e alumínio.

- **Aplicações:** É utilizado como um agente emulsionante, gelificante e aglutinante. Verificou-se que possui uma boa força bioadesiva. Os diferentes graus de CMC de sódio são apresentados no Quadro 5.2.

Grade	Solution Conc. On Dry Basis	Viscosity at 25° C (Brook Field LVT)
UVP	2 %	25 - 100 cps.
LVP	1 %	25 - 50 cps.
MVP	1 %	80 - 150 cps.
HVP	1 %	250 - 350 cps.
DVP	1 %	600 - 1200 cps.
PP	2 %	300 - 600 cps

Quadro 5.2: Diferentes graus de CMC de sódio

5.3 Lactose (I.P. 1996)

Denominações comuns: BP- Lactose mono-hidratada

IP- Lactose mono-hidratada

JP- Lactose

PhEur- Lactosum

USP- Lactose mono-hidratada

Sinónimos: Fast-Flo; 4-(β-D.galactosido)-D-ghicose; Lactochem; Microtose; Açúcar do leite; Pharmatose; Saccharum lactis; Tabletose; Zeparox

Nome químico e número de registo CAS:

O-β-D-galactopiranosil-(l-4)-α-D-glucopiranose anidra [63-42-3]

O-β-D-galactopiranosil-(l-4)-α-D-glucopiranosil mono-hidrato [63-42-3]

Fórmula empírica e peso molecular:

Lactose anidra, $C_{12}H_{22}O_{11}$ (342.30); Lactose mono-hidratada, $C_{12}H_{22}O_{11}.H_2O$ (360.31)

Categoria funcional: Diluente de comprimidos e cápsulas.

Aplicações na formulação e tecnologia farmacêuticas: A lactose é amplamente utilizada como agente de enchimento ou diluente em comprimidos, cápsulas e, em menor grau, em produtos liofilizados e fórmulas para alimentação infantil. Outras aplicações da lactose incluem como transportador/diluente para produtos de inalação e em produtos liofilizados, onde a lactose é adicionada a soluções liofilizadas para aumentar o tamanho do tampão e ajudar a aglomeração. É também utilizada em combinação com sacarose (aprox. 1:3) para preparar soluções de revestimento de açúcar.

Descrição: Partículas ou pó cristalino branco a esbranquiçado. É inodoro e ligeiramente doce; a α-lactose é aproximadamente 15% mais doce do que a sacarose, enquanto a β-lactose é mais doce do que a forma α.

Propriedades típicas:

- **Densidade:** 1,540 para a a-lactose mono-hidratada; 1,589 para a 0-lactose anidra.
- **Densidade (a granel):** 0,619 g/cm^3.
- **Densidade (batida):** 0,935 g/cm^3.
- **Densidade (verdadeira):** 1,552 para a-lactose mono-hidratada; 1,552 para 0-lactose anidra.
- **Capacidade de escoamento:** 3,9 g/s (Fast-Flo #316, Foremost); 4,1 g/s (Spray processado #315, Foremost).
- **Higroscopicidade:** A lactose mono-hidratada é estável no ar e não é afetada pela humidade à temperatura ambiente. No entanto, a forma amorfa, dependendo da forma como é seca, pode ser afetada pela humidade e pode ser convertida em mono-hidrato.
- **Ponto de fusão:** 201-202°C para a a-lactose mono-hidratada; 223°C para a a-lactose anidra; 252,2°C para a β-lactose anidra.
- **Teor de humidade:** A lactose anidra contém normalmente até 1% p/p de água. A lactose mono-hidratada contém aproximadamente 5% p/p de água de cristalização e normalmente varia entre 4,5-5,5% p/p de teor de água.
- **Superfície específica:** 0,24-0,25 m^2/g para a lactose (regular; 0,55-0,56 m^2/g para a lactose (170 mesh).

Estabilidade e condições de armazenamento: Em condições de humidade (80% ou mais de humidade relativa), pode ocorrer crescimento de bolor. A lactose pode desenvolver uma coloração castanha durante o armazenamento, sendo a reação acelerada por condições quentes e húmidas. A pureza das diferentes lactoses pode variar e a avaliação da cor é, por isso, importante, particularmente se estiverem a ser formulados comprimidos brancos. A estabilidade da cor das várias lactoses também difere.

Incompatibilidades: É provável que ocorra uma condensação do tipo Maillard entre a lactose e compostos com um grupo amina primário para formar produtos de cor castanha. A reação de escurecimento é catalisada por uma base e pode, portanto, ser acelerada se forem utilizados lubrificantes alcalinos. A lactose pode também desenvolver uma cor castanha-amarelada, na ausência de aminas, com o acastanhamento a ocorrer mais rapidamente em material seco por pulverização, possivelmente devido à formação de 5-hidroximetil-2-furfural.

Segurança: A lactose é amplamente utilizada na formulação farmacêutica como diluente em comprimidos e cápsulas. Pode também ser utilizada em injecções intravenosas. As reacções adversas à lactose são em grande parte atribuídas à intolerância à lactose , que ocorre em pessoas com deficiência da enzima lactase.

Precauções de manuseamento: Observar as precauções normais adequadas às circunstâncias e à qualidade do material manuseado. Deve ser evitada a formação ou inalação excessiva de poeiras.

Estatuto regulamentar: Incluído no guia de ingredientes inactivos da FDA (injecções intravenosas, cápsulas orais e comprimidos). Incluído nos medicamentos não parentéricos no Reino Unido (Kibbe, 2000).

5.4 Estearato de magnésio

O estearato de magnésio, também designado por ácido octadecanóico, sal de magnésio, é uma substância branca que é sólida à temperatura ambiente. Tem a fórmula química $C_{36}H_{70}MgC_4$. É um sal que contém dois equivalentes de estearato (o anião do ácido esteárico) e o catião magnésio (Mg^{2+}). O estearato de magnésio funde a cerca de 88 °C, não é solúvel em água e é geralmente considerado seguro para consumo humano. Por ser amplamente considerado inofensivo, é frequentemente utilizado como agente de enchimento no fabrico de comprimidos e cápsulas medicinais. A este respeito, a substância também é útil porque tem propriedades lubrificantes, impedindo que os ingredientes adiram aos equipamentos de fabrico durante a compressão de pós químicos em comprimidos sólidos (www.mineral.galleries.com).

Estatuto GRAS do estearato de magnésio:

MISC, GRAS, GMP - 184.1440; como substância migratória de materiais de embalagem quando utilizado como estabilizador; AF, REG, agente deformante comp - 173.340; agente antiaglomerante - 172.863 (www. cfan.fda.gov/-dms/-appa.html, acedido em julho de 2009).

MISC: Diversos

REG: Aditivo alimentar para o qual foi preenchida uma petição e emitido um regulamento.

BPF: Em conformidade com as boas práticas de fabrico; ou suficiente para o efeito; ou quantidade não superior à requerida.

AF: Agente antiespuma

5.5 Talco

O talco é um mineral composto por silicato de magnésio hidratado com a fórmula química H2Mg3(Sio3)4 ou $Mg_3Si_4O_{10}(OH)_2$. Na forma solta, é a substância amplamente utilizada conhecida como talco. Apresenta-se sob a forma de massas foliadas a fibrosas, sendo os seus cristais monoclínicos tão raros que são quase desconhecidos. Tem uma clivagem basal perfeita, e as folhas não são elásticas, embora ligeiramente flexíveis. É sectiforme e muito macio, com uma dureza de 1 (o talco é o mais macio da escala de Mohs de dureza mineral, e pode ser facilmente arranhado por uma unha). Tem uma gravidade específica de 2,5-2,8, um brilho claro ou empoeirado, e é

translúcido a opaco. O talco não é solúvel em água, mas é ligeiramente solúvel em ácidos minerais diluídos. A sua cor varia do branco ao cinzento ou ao verde e tem um toque nitidamente gorduroso. O seu traço é branco. O talco é utilizado como cosmético (pó de talco) e como lubrificante (http ://en.wikipedia. org/wiki/talc, acedido em julho de 2009).

Estatuto GRAS do talco:

GRAS-Reg.-l82.2437 (silicato de magnésio), (www. cfan.fda.gov/-dms/-appa.html, acedido em julho de 2009).

CAPÍTULO 6

TRABALHO EXPERIMENTAL

6.1 Drogas e produtos químicos

O cloridrato de atenolol foi obtido da Yarrow Chem. Products, Mumbai. A lactose foi fornecida pela Shah Scientific Pvt. Ltd., Mumbai. O estearato de magnésio e o talco foram fornecidos por Loba Chemie Pvt. Ltd., Mumbai.

6.2 Caracterização do cloridrato de atenolol

Análise por espetroscopia UV:

Num balão volumétrico de 100 ml (1000 mcg/ml) (A), dissolveu-se 100 mg de droga pesada com exatidão em 100 ml de água destilada. Diluiu-se 10 ml desta solução para 100 ml com água destilada num balão volumétrico de 100 ml (lOOmcg/ml) (B). Pipetaram-se alíquotas desta solução-mãe (B) e diluíram-se a 10 ml com a mesma água destilada nos respectivos balões volumétricos de 10 ml para obter a concentração desejada de atenolol, que varia entre 5 e 35 mcg/ml. A absorvância destas soluções foi medida a 223 nm numa célula de 1 cm contra um branco de reagente (água destilada), utilizando o espetrofotómetro de feixe duplo UV/Visível Systronics. Obteve-se uma média de cinco leituras e aplicou-se o método de regressão linear aos dados. Foi construída uma curva padrão através da representação gráfica da absorvância em função da concentração em microgramas/ml. Os resultados estão compilados na Tabela 6.2 e representados na Figura 6.2.

S.No.	Concentration (micrograms/ml)	Mean absorbance (experimental)	Absorbance (by regression)
1	5	0.118	0.154
2	10	0.314	0.314
3	15	0.513	0.474
4	20	0.661	0.634
5	25	0.831	0.794
6	30	0.916	0.954
7	35	1.114	0.114

Tabela 6.2: Perfil de absorvância do atenolol hcl em água a 223 nm

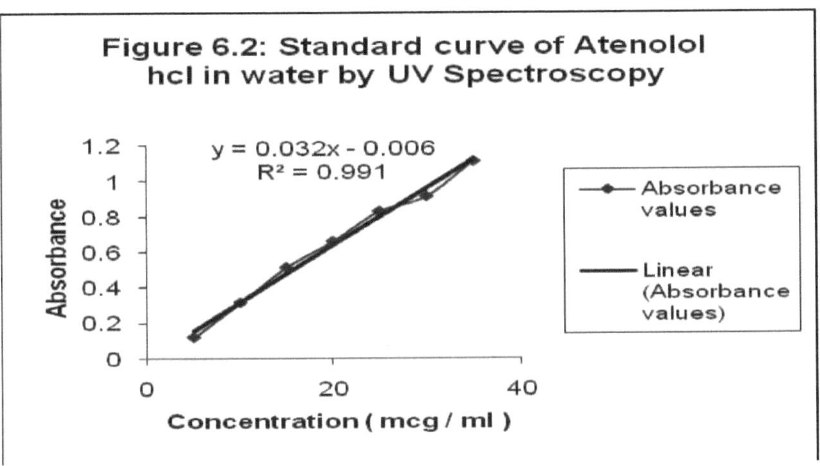

6.3 Formulação de comprimidos mucoadesivos:

(1) Otimização da formulação de medicamentos utilizando o design fatorial:

A otimização das formulações farmacêuticas em relação a um ou mais atributos sempre foi um assunto de importância e atenção para os cientistas farmacêuticos na investigação de formulações. A palavra optimizado implica simplesmente tornar o mais perfeito, eficaz ou funcional possível. Assim, a otimização de um produto ou processo é a determinação das condições experimentais que resultam no seu desempenho ótimo.

(1) Objetivo:

O termo objetivo tem sido utilizado para indicar a propriedade de interesse (também designada por critério) ou o objetivo de uma experiência de otimização. O termo critério também tem sido utilizado em casos isolados para indicar uma medida da realização de um valor-alvo do objetivo, expresso como um valor único ou um intervalo de valores.

(2) Variáveis:

O desenvolvimento de uma formulação farmacêutica e o processo associado envolvem normalmente diversas variáveis. Estas são os constituintes ou caraterísticas do processo de uma formulação que podem ser alteradas para influenciar o seu desempenho. As variáveis independentes são as variáveis da formulação e do processo diretamente sob o controlo do formulador, *por* exemplo, o teor do fármaco, a composição do polímero, etc.

Por outro lado, as variáveis dependentes são as respostas ou caraterísticas do produto acabado *(por exemplo, comprimido)*. Estas são normalmente uma função direta das variáveis independentes, *por exemplo,* uniformidade do conteúdo, perfil de libertação, etc. As variáveis da formulação podem ser quantitativas ou qualitativas. As variáveis quantitativas são aquelas que podem assumir valores numéricos *(por exemplo,* temperatura, quantidade de bioadesivo, etc.) e são contínuas. Os exemplos de variáveis qualitativas, por outro lado, incluem o tipo de um suporte ou polímero como o bioadesivo. A sua influência pode ser avaliada atribuindo-lhes valores fictícios.

(3) Efeito:

O efeito é a mudança na resposta causada pela variação do(s) nível(eis) do fator. O efeito principal é o efeito do fator calculado como média de todos os níveis de outros factores.

(4) Interação:

A interação é a falta de "aditividade dos efeitos dos factores". Isto implica que, se o nível do fator for repetidamente aumentado numa quantidade constante, a resposta não se altera numa quantidade constante. Por outras palavras, o efeito de um fator na resposta é não linear. Além disso, diz-se que há interações quando o efeito do fator A depende do nível atribuído ao fator B. Durante a interação, a propriedade medida depende não só do nível das variáveis fundamentais, mas também do grau de interação entre elas.

(5) Desenho experimental:

A conceção experimental envolve a disposição das experiências no espaço de conceção de modo a que seja possível obter informações fiáveis e coerentes com um número mínimo de experiências. Nenhum desenho experimental existe por si só, mas é influenciado pela fase anterior da experimentação e pelas etapas futuras projectadas, *ou seja,* a escolha do desenho depende do modelo proposto, da forma do domínio e do objetivo do estudo. As concepções experimentais baseiam-se nos princípios da aleatoriedade, da replicação e do controlo de erros. A execução ou ensaio experimental é uma manipulação prática ou uma série de manipulações efectuadas em condições definidas, de que resultam os dados para cada uma das respostas a medir.

(6) Desenhos factoriais:

Os desenhos factoriais (FD, completos ou fraccionados), também conhecidos como desenhos experimentais para os modelos de primeiro grau, são os desenhos de superfície de resposta mais populares. As concepções factoriais completas implicam o estudo do efeito de todos os factores (n) a vários níveis (x), incluindo as interações entre eles, sendo o número total de experiências x^{11}. A classe mais simples de FDs envolve factores a dois níveis com níveis de factores adequadamente codificados. Diz-se que o desenho é simétrico se cada fator tiver o mesmo número de níveis e assimétrico se o número de níveis de cada fator for diferente. A figura 6.3.1 apresenta o desenho de um FD: (a) 2^2 desenho fatorial completo e (b) 2^3 desenho fatorial completo, em que cada ponto representa uma experiência individual.

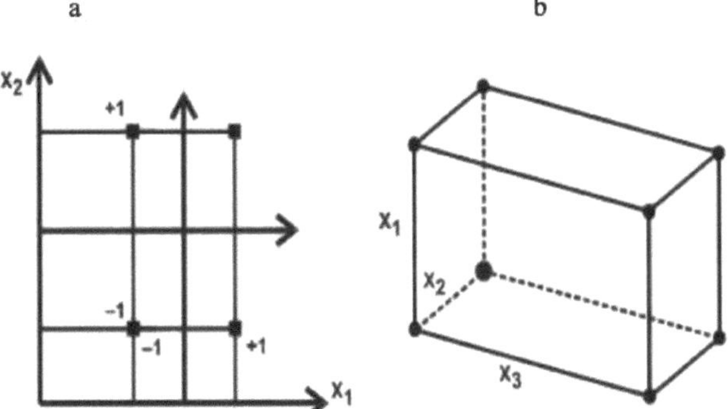

Figura 6.3.1 (a) 2 modelos factoriais completos e (b) 2 modelos factoriais completos

Por conveniência, os factores e os seus níveis são designados por uma notação (símbolo) para expressar várias combinações necessárias para um DF. Para um desenho 2^n, um fator é indicado por uma letra maiúscula, os níveis de um fator para exprimir uma combinação por (1) para o nível baixo e a letra minúscula correspondente para o nível alto, por *exemplo,* para o fator A o nível alto é indicado pela letra a. Embora a terminologia para os factores como A, B, etc. e os seus níveis como (1), a, b, etc. seja abrangente no formato de texto, a sua tradução em equação matemática não é prática nem fácil de compreender. Por conseguinte, o símbolo X_n é normalmente utilizado para representar o fator, em que o subscrito n representa o número de factores. Do mesmo modo, os valores B subscritos são utilizados para indicar os valores dos coeficientes nessas equações. Numa conceção fatorial completa, à medida que o número de factores ou de níveis aumenta, o número de experiências necessárias excede os níveis geríveis. Além disso, com um grande número de factores, é plausível que as interações de ordem superior não tenham efeitos significativos. Nestes casos, o número de experiências pode ser reduzido de forma sistemática e a conceção resultante é designada por conceção fatorial fraccionada (FFD). Um FFD é uma fração $(1/x^p)$ de um FD completo ou "total", em que p é o grau de fracionamento, e o número total de experiências necessárias para os desenhos FFD é dado por x^{n-p}. Por exemplo, para um modelo de dois níveis e três factores, um DE completo requer 2 , ou seja, 8 experiências e 8 efeitos principais e o

são estimadas as interações de 3 factores. Um FFD com p=1 exigirá 2^{3-1}, *ou seja,* 4 experiências e um total de 4 efeitos são estimados, mas são efeitos combinados de factores e interações.

(7) Estratégia de otimização:

A abordagem global para a realização de estudos de otimização em formas de dosagem farmacêuticas pode ser descrita por um plano de otimização. As etapas principais envolvidas numa estratégia de otimização são:

(i) Definição:

O problema de otimização *(por exemplo,* a libertação de um medicamento a partir de uma forma de dosagem) deve ser claramente compreendido e definido.

(ii) Seleção de factores e níveis:

As variáveis independentes selecionadas devem ser quantificáveis e facilmente controláveis. Os níveis de cada variável são estabelecidos a partir da experiência anterior ou de estudos-piloto. A seleção dos factores e dos níveis deve ser suficientemente criteriosa para recolher um máximo de informação com um mínimo de esforço experimental. Se estiver envolvido um grande número de variáveis independentes, deve ser efectuado um estudo preliminar de seleção das variáveis influentes. Os níveis para cada fator não devem ser nem demasiado estreitos nem demasiado largos.

(iii) Conceção do protocolo experimental:

Com base nesta escolha de variáveis independentes e no tipo de resposta esperado, é selecionado um método estatístico adequado. Se não houver informação disponível sobre o tipo de resposta, escolhe-se um modelo quadrático. O número de experiências necessárias é ditado pela conceção selecionada. Para medir a variabilidade inerente, deve também ser determinado um número suficiente de réplicas *(www.pharmacoinfo.nei)*.

(b) Formulação de vários lotes de acordo com o desenho fatorial (2^2):

No início do estudo foram feitos três lotes, a proporção de carbopol-934 (fator-A) e CMC de sódio (fator-B) em vários lotes é dada na Tabela 6.3.1 e a fórmula completa de várias formulações é dada na Tabela 6.3.2. Os comprimidos foram preparados pelo método de compressão direta numa máquina de compressão rotativa (PHARMAC-076, fabricada por Pharmaceutical machinary manufacturing works, Indore-452006), utilizando punções côncavos redondos de 12 mm. A lactose é utilizada como diluente. A mistura de talco e estearato de magnésio (2:1) foi utilizada como lubrificante. Todos os componentes foram peneirados (250 micro metros) separadamente e misturados pelo método de espatulação em almofariz e pastel. Os efeitos do fator A e do fator B e a sua interação são calculados a seguir:

- **Efeito do fator A *(Le.,* carbopol) no tempo de mucoadmissão:**
$$= 1/2[(ab+a)-(b+1)]$$
$$= 1/2[(220+180)-(30+1)]$$
$$= 1/2[400-31]$$
$$= 1/2[369]$$
$$= 184.5$$

- **Efeito do fator B *(Le.,* CMC de sódio) no tempo de mucoadesão:**
$$= 1/2[(ab+a)-(b+1)]$$
$$= 1/2[(220+30)-(180+1)]$$
$$= 1/2[(250-181)]$$
$$= \tfrac{1}{2}[69]$$
$$= 34.5$$

O Carbopol-934 tem um efeito mais significativo no tempo de mucoadesão.

- **Magnitude da interação**
$$= \tfrac{1}{2}[(1+ab)-(a+b)]$$
$$= \tfrac{1}{2}[(1+220)-(1\,80+30)]$$
$$= \tfrac{1}{2}[221-210]$$
$$= \tfrac{1}{2}[11] = 5.5$$

O tempo de mucoadesão do Carbopol-934 é muito superior ao da CMC de sódio. Não existe uma interação muito significativa (5,5) entre o carbopol-934 e a CMC de sódio no que diz respeito ao tempo de mucoadesão. Como o efeito do Carbopol-934 é muito maior do que o da CMC de sódio, a formulação final preparada para um estudo mais aprofundado foi escolhida por conter apenas Carbopol-934.

Batch	Factor-A(carbopol 934)	Factor-B(sod.CMC)	Mucoadhesion time(min)
A	0% (minimum)	0% (minimum)	1
B	40% (maximum)	0% (minimum)	180
C	0% (minimum)	40% (maximum)	30
D	40% (maximum)	40% (maximum)	220

Tabela 6.3.1: Rácio de carbopol 934 e CMC de sódio em várias formulações

Ingredient	Batch-A	Batch-B	Batch-C	Batch-D
Lactose	485	285	285	85
Carbopol-934	--	200	--	200
Sodium CMC	--	--	200	200
Magnesium stearate	5	5	5	5
Talc	10	10	10	10
Total	500	500	500	500

Tabela 6.3.2: Fórmula completa de várias formulações (mg)

6.4 Preparação de comprimidos mucoadesivos:

Os comprimidos de atenolol foram preparados pelo método de compressão direta com uma máquina de compressão rotativa (PHARMAC-076, fabricada por Pharmaceutical machinary manufacturing works, Indore- 452006), utilizando punções côncavos redondos de 12 mm. A lactose é utilizada como diluente. Foi utilizada uma mistura de talco e estearato de magnésio (2:1) como lubrificante. O Carbopol foi utilizado como polímero mucoadesivo. Todos os componentes foram peneirados (250 micrómetros) separadamente e misturados pelo método de espatulação cm almofariz e pastel. A fórmula completa dos comprimidos mucoadesivos é apresentada na Tabela 6.4.

Ingredients	Quantity (mg)
Atenolol	50
Lactose	235
Carbopol-934	200
Magnesium stearate	5
Talc	10
Total	500

Tabela 6.4: Fórmula completa do comprimido mucoadesivo

Avaliação de comprimidos mucoadesivos:

6.5 Estudos de dissolução *in-vitro*:

Os estudos de dissolução foram efectuados utilizando o aparelho de dissolução da USP (tipo pá com seis cestos) a 50 rpm e à temperatura de 37±0,5°C. Cada copo contém 900 ml de água destilada e um único comprimido. Foram retiradas amostras de 1 ml do meio a intervalos de tempo definidos e o volume foi substituído por uma quantidade equivalente do meio de dissolução simples. As amostras foram analisadas espectrofotometricamente a 223nm.

O modelo de libertação de ordem zero, o modelo de libertação de primeira ordem e o modelo de libertação de fármaco de Higuchi foram aplicados aos dados do perfil de dissolução dos comprimidos mucoadesivos (Chen e Hao, 1998). A cinética de libertação do fármaco para diferentes modelos é apresentada na Tabela 6.5.1. Os resultados estão tabulados na Tabela 6.5.2 e nas Figuras 6.5.1; 6.5.2; 6.5.3. Os valores dos coeficientes de correlação para os diferentes modelos são apresentados na Tabela 6.5.3

Tabela 6.5.1: Cinética de libertação do fármaco

Kinetics	Graph plotted between	Equation	Significance
Zero Order	Cumulative amount of drug released Vs Time.	$Q = K_0 t$ Where Q is cumulative % drug release at time t, K_0 is the Zero order rate constant	A straight line indicates that release is independent of amount of drug remaining in dosage form and is constant over time.
First Order	Log cumulative percentage of drug remaining Vs Time.	$\log Q = \log Q_0 - K_1(t/2.303)$ Where Q_0 is the initial amount of drug, Q is cumulative % drug release at time t, and K_1 is the first order constant	Straight lines indicates that release rate is concentration dependent
Higuchi	Cumulative percentage of drug release Vs square root of Time	$Q = K_H t^{1/2}$ Where Q is cumulative % drug release at time t, and K_H is the Higuchi's constant	K_H is the constant reflecting the design variables of the system

		$Q_t / Q_\infty = Kt^n$ Where Q_t / Q_∞ is fractional drug release i.e. Q_t is cumulative drug release at time t and Q_∞ is max. amount of drug release and K is kinetic constant	
Ritger- Peppas	Log cumulative percentage of drug released Vs log Time.		Exponent n is calculated from slope of the straight line that characterizes the mechanism of release
Hixson- Crowell	Percentage of drug remaining in the matrix Vs Time	$Q_0^{1/3} - Q_t^{-1/3} = K_{HC} \times t$ Where Q_t is the amount of drug released in time t, Q_0 is the initial amount of the drug in tablet and K_{HC} is the rate constant for the Hixson-Crowell rate equation	Evaluate the drug release with changes in the surface area and the diameter of tablets

Tabela 6.5.2: Análise cinética do comprimido mucoadesivo

S. No.	Time(hrs	Square root of *time (hrs)*	%age cumulative Drug Release	Log %age cumulative Drug Release
1	0.25	0.5	5.6	0.748
2	0.5	0.70	8.9	0.949
3	0.75	0.86	10.9	1.037
4	01	01	13.2	1.120
5	02	1.414	23.62	1.373
6	04	02	46.98	1.671
7	08	2.82	95.63	1.893

Tabela 6.5.3: Coeficiente de correlação observado em diferentes modelos de libertação para o comprimido mucoadesivo optimizado

Release model	Correlation coefficient
Zero order	0.728
First order	0.9612
Higuchi release model	0.7282

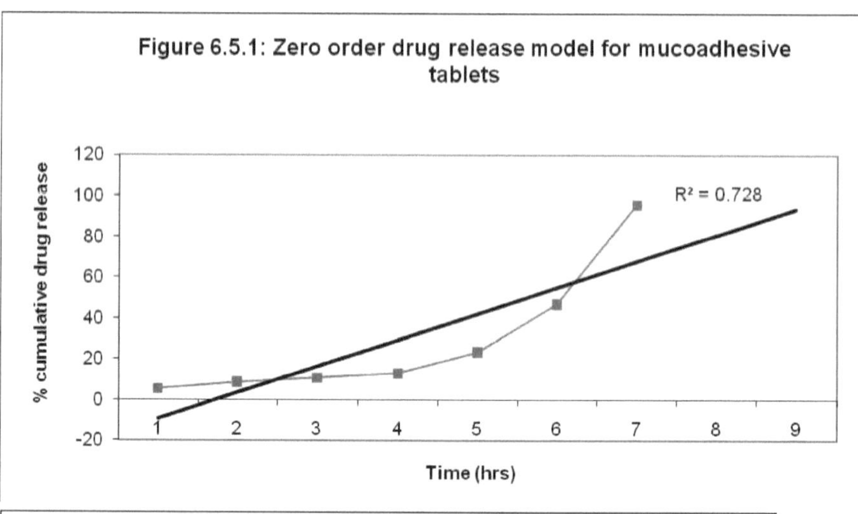

Figure 6.5.1: Zero order drug release model for mucoadhesive tablets

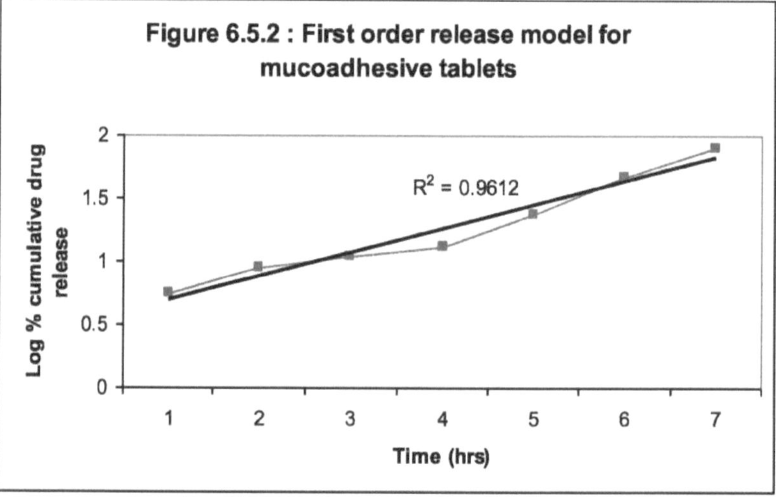

Figure 6.5.2 : First order release model for mucoadhesive tablets

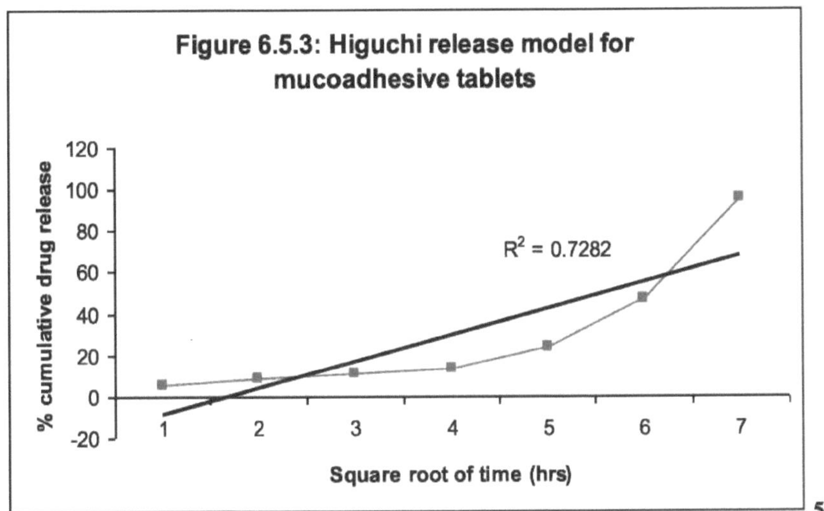

5.6

6.6 Estudos comparativos

Comprimido mucoadesivo versus comprimido de libertação imediata comercializado (ATEN-50; Cadila):

Foram realizados estudos de dissolução para o comprimido de libertação imediata comercializado {ATEN-50 (50 mg) Cadila} utilizando o mesmo procedimento descrito na secção 6.5. O perfil de dissolução comparativo do comprimido comercializado está tabelado na Tabela 6.6 e é apresentado na Figura 6.

Time	% Cumulative drug release	
(hrs)	ATEN-50	Mucoadhesive tablet
0.25	81.5	5.6
0.5	94.15	8.9
0.75	96.88	10.9
1	98.12	13.2
2	98.67	23.62
4	98.92	46.98
8	99.45	95.63

Quadro 6.6: Perfil de dissolução comparativo do comprimido de libertação imediata de cloridrato de atenolol (ATEN-50; Cadila) e do comprimido mucoadesivo

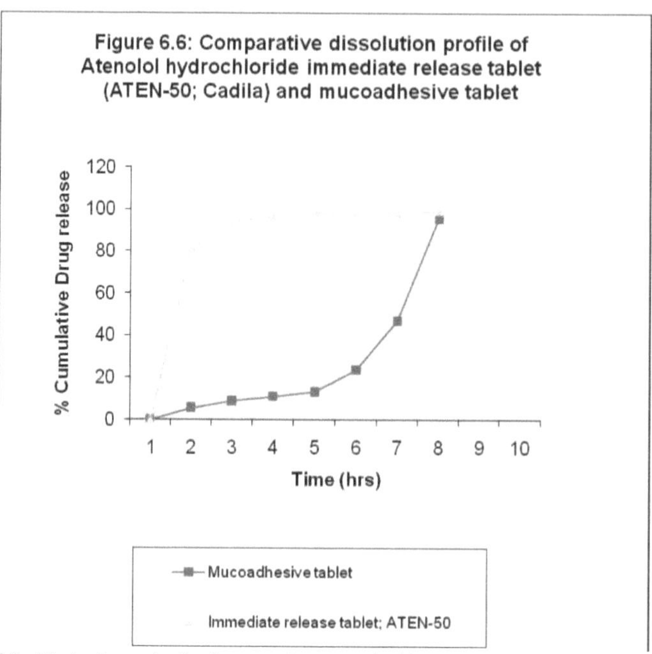

6.7 Teste de variação de peso de comprimidos mucoadesivos:

Neste teste, 20 comprimidos foram pesados individualmente e o seu peso médio foi calculado (I.P. 1996).

O peso de vinte comprimidos é apresentado na Tabela 6.9.

S.no	Weight of tablet(mg)	S.no	Weight of tablet(mg)
1	496	11	473
2	478	12	489
3	491	13	465
4	467	14	498
5	500	15	510
6	492	16	496
7	497	17	477
8	481	18	506
9	472	19	487
10	507	20	490

Tabela 6.7: Teste de variação de peso dos comprimidos mucoadesivos

Peso total de 20 comprimidos = 9,790 gm

Peso médio do comprimido = 9,790/20 =489,5

5% do peso médio = 24,475

Limite superior = 489,5+24,475 = 513,97

Limite inferior = 489,5-24,475 = 465,03

6.8 Dureza dos comprimidos:

A força de esmagamento (Kg/m^2) dos comprimidos preparados foi determinada pelo testador de dureza de comprimidos Pfizer.

A dureza dos comprimidos é apresentada na Tabela 6.8.

S.no	Hardness(Kg/ m^2)
1	6.8
2	7.2
3	7.1
4	8.1
5	6.6

Tabela 6.8: Dureza dos comprimidos

6.9 Friabilidade dos comprimidos:

A friabilidade dos comprimidos foi determinada pelo friabilizador Roche rodado a 25 rpm (rotação por minuto).

Vinte comprimidos são submetidos ao teste durante quatro minutos. A friabilidade dos comprimidos é apresentada na Tabela 6.9.

$$\text{Friabilidade} = \frac{\text{Peso inicial - Peso final}}{\text{Peso inicial}} \times 100$$

Initial weight(gm)	Final weight(mg)	Friability
9.980	9.959	0.0107

Tabela 6.9: Friabilidade dos comprimidos:

6.10 Índice de inchaço:

Os comprimidos mucoadesivos foram pesados individualmente (Wo) e colocados separadamente em placas de Petri contendo água destilada. Em intervalos regulares de 1 hora até às 6 horas, o comprimido foi retirado da placa de Petri e o excesso de água superficial foi cuidadosamente removido utilizando papel de filtro. O comprimido inchado foi então pesado novamente (W_t), e o índice de inchamento (SI) foi calculado usando a seguinte fórmula (Parodi et al., 1996):

$$SI = \frac{W_t - W_o}{W_o}$$

Em que W_0 e W_t é o peso dos comprimidos nos tempos 0 e t

Este procedimento foi efectuado para 6 comprimidos do lote. O índice de dilatação dos
comprimidos mucoadesivos em diferentes intervalos de tempo é apresentado na Tabela 6.10 e na
Figura 6.10.1. As fases de inchaço do comprimido mucoadesivo são apresentadas na Figura 6.10.2.

Time (hrs)	Swelling index
0	0
1	0.2
2	0.43
3	0.551
4	0.734
5	0.952
6	1.35

Tabela 6.10: Índice de inchamento dos comprimidos mucoadesivos

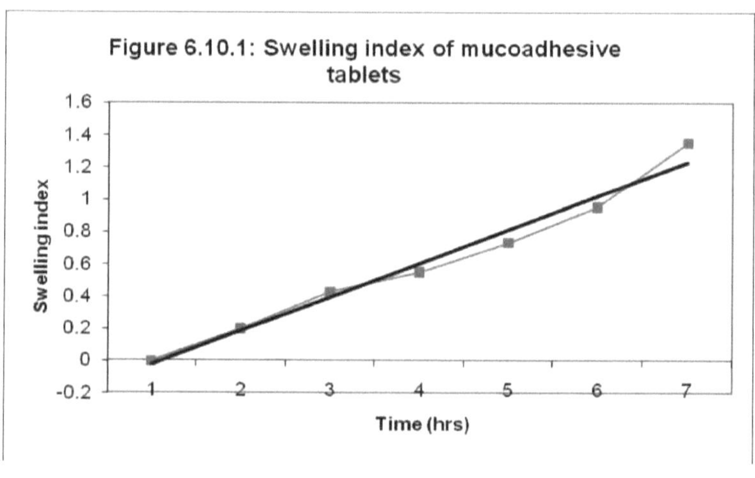

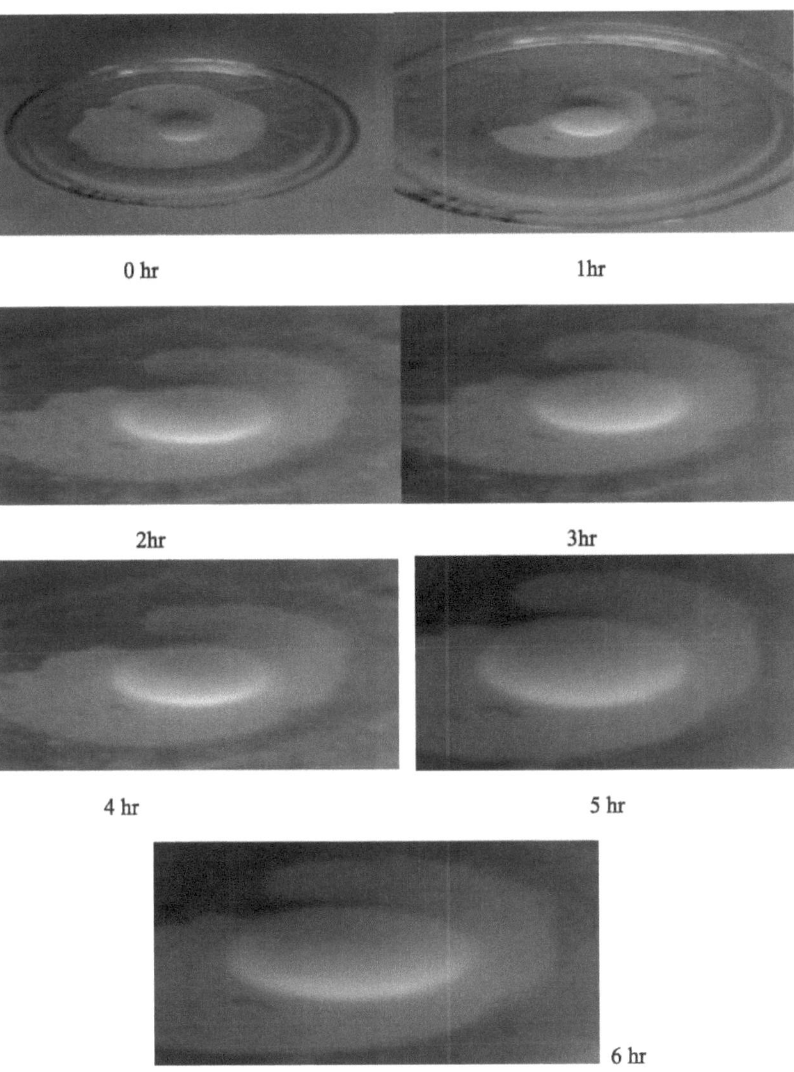

Figura 6.10.2 : Medição do inchaço do comprimido mucoadesivo em diferentes intervalos de tempo

6.9 Ensaio de mucoadesão *in vitro* {Ensaio de lavagem *in vitro*):

A propriedade mucoadesiva do comprimido foi avaliada por um método de teste de adesão *in vitro* conhecido como método de lavagem. Um pedaço de mucosa intestinal recentemente excisado (2x2 cm) de uma ovelha foi montado numa lâmina de vidro (3x1 polegada) com cola de cianoacrilato. O comprimido foi colado ao tecido aplicando uma ligeira pressão com o polegar e o suporte foi atado à pá com fio de algodão de um aparelho de dissolução USP contendo 900 ml de água destilada e rodado

65

à velocidade de 25 rpm. Quando o aparelho de dissolução foi acionado, o tecido foi submetido a uma rotação lenta e regular no fluido de teste (água destilada) a 37°C contido no recipiente. O teste foi efectuado até o comprimido permanecer colado ao tecido. O tempo de aderência é conhecido como tempo de mucoadesão.

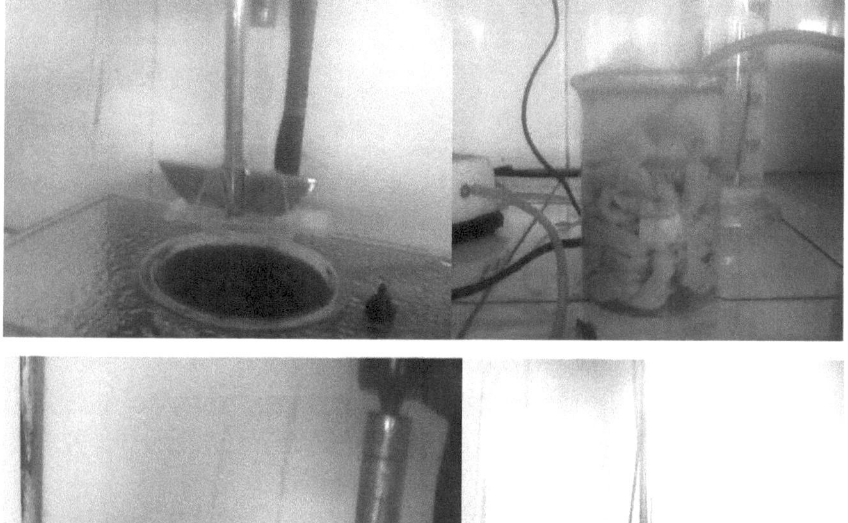

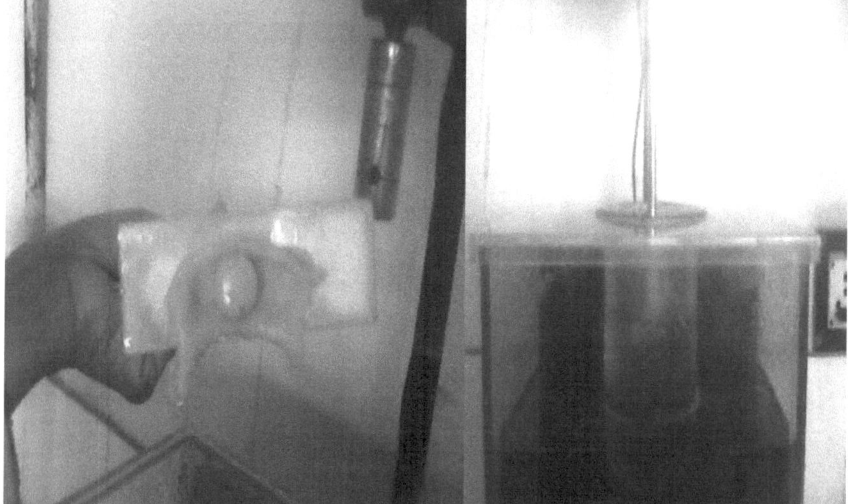

Figura 5.8: Ensaio de lavagem in-vitro - medição do tempo de mucoadesão utilizando intestino de carneiro

CAPÍTULO 7

Resultados e discussões

O presente estudo é uma tentativa de desenvolver, otimizar e avaliar um sistema de administração de fármacos gastroretentivos adequado, utilizando o atenonol como fármaco modelo.

Os resultados obtidos até à data durante este estudo são compilados a seguir:

7.1 Caracterização do cloridrato de atenolol

Caracterização física do cloridrato de atenolol:

- **Aparência** : Pó branco
- **Odor:** Inodoro
- **Análise por espetroscopia de UV:** A equação da curva-padrão do cloridrato de atenolol em água destilada a 223 nm, obtida pelo método de regressão linear na gama de concentrações de 5-35 pg/ml, é apresentada a seguir:

$$Y = 0,032x - 0,006$$

Em que o declive, m = 0,032; a interceção, c = 0,006; o coeficiente de correlação, r = 0,991.

7.2 Otimização da formulação utilizando o design fatorial(2^2):

No início do estudo, foram produzidos três lotes de comprimidos. O carbopol-934 P e a CMC de sódio foram utilizados em concentrações mínimas (0%) e máximas (40%). Foi estudado o efeito do carbopol-934 P e da CMC de sódio na mucoadesão.

Os resultados mostram que:

- Quando o carbopol-934 foi utilizado sozinho numa concentração de 40%, os comprimidos apresentaram um tempo de mucoadesão de 180 min.
- Quando a CMC de sódio foi utilizada isoladamente numa concentração de 40%, os comprimidos apresentaram um tempo de mucoadesão de 30 minutos.
- Quando se utilizou carbopol-934 (40%) e CMC de sódio (40%), os comprimidos apresentaram um tempo de mucoadesão de 220 min.

O tempo de mucoadesão do Carbopol-934 é muito superior ao da CMC de sódio. Não existe uma interação muito significativa (5,5%) entre o carbopol-934 e a CMC de sódio no que diz respeito ao tempo de mucoadesão. Como o efeito do carbopol-934 é muito maior do que o da CMC de sódio e a magnitude da interação (5,5%) é muito menor, foi escolhida a formulação final preparada para um estudo mais aprofundado que contém apenas carbopol-934.

7.3 Cinética de libertação de fármacos de uma formulação mucoadesiva:

A partir dos valores do coeficiente de correlação observados após a aplicação de diferentes modelos de libertação aos dados do perfil de dissolução da formulação mucoadesiva em , observou-se que o valor do coeficiente de correlação obtido pelo modelo de libertação de primeira ordem (0,961) estava mais próximo da unidade do que o do modelo de libertação de ordem zero (0,728) e higuchi (0,7282). Por conseguinte, foi proposto que a formulação mucoadesiva segue uma libertação de primeira ordem.

7.4 Estudo comparativo:

Comprimido mucoadesivo de atenolol versus comprimido de libertação imediata (ATEN-50; Cadila)

O comprimido de libertação imediata comercializado (ATEN-50; Cadila) liberta 94,15 % do fármaco na primeira meia hora, enquanto o comprimido mucoadesivo liberta 95,63 % do fármaco em oito horas. O perfil de libertação da formulação do comprimido de libertação imediata comercializado em comparação com o do comprimido mucoadesivo demonstra claramente que a libertação do fármaco é sustentada pela incorporação do fármaco na mistura de polímeros.

7.5 Avaliação de comprimidos mucoadesivos optimizados:

- **Aspeto geral:** Os comprimidos são elegantes e têm uma textura suave.
- **Variação de peso:** Observou-se que nenhum comprimido estava fora do limite (±5%). Assim, concluiu-se que todos os vinte comprimidos passaram no teste de variação de peso.
- **Dureza:** A dureza dos comprimidos medida com o medidor de dureza de comprimidos Pfizer foi considerada aceitável.
- **Friabilidade:** O resultado do teste de friabilidade é aceitável, de acordo com a prática prevalecente (menos de 1%)
- **Índice de inchamento:** Verificou-se que o índice de inchaço dos comprimidos estava a aumentar com o tempo (durante 6 horas). Os resultados mostram que os comprimidos têm um bom poder de inchaço.
- **Estudo de mucoadesão *in-vitro*:**
  Para o estudo da mucoadesão dos comprimidos, foi utilizado um aparelho de dissolução USP modificado (tipo pá). Verificou-se que o tempo de mucoadesão do comprimido formulado foi superior a quatro horas. O tempo de mucoadesão dos comprimidos simples foi muito inferior (meia hora) ao do comprimido formulado.

Conclusões

Não há dúvida de que a via oral é a via de administração de fármacos mais favorecida e provavelmente a mais complexa. Barreiras críticas como o muco que cobre os epitélios gastrointestinais, a elevada taxa de renovação do muco, a gama variável de pH, o tempo de trânsito com largo espetro, a barreira de absorção, a degradação durante a absorção, o metabolismo hepático de primeira passagem, a rápida degradação enzimática luminal, o tempo mais longo para atingir níveis sanguíneos terapêuticos e a variabilidade intra-sujeito são todos problemas possíveis com a via oral. A ideia de bioadesivo começou com a necessidade clara de localizar um fármaco num determinado local do trato gastrointestinal. Por conseguinte, o objetivo principal da utilização de sistemas bioadesivos por via oral seria alcançado através da obtenção de um aumento substancial do tempo de permanência do fármaco para um efeito local e para permitir uma dose única diária.

O atenolol é um 0-bloqueador, amplamente prescrito em diversas doenças cardiovasculares, *por exemplo,* hipertensão, angina de peito, arritmias, enfarte do miocárdio. O medicamento é também frequentemente indicado no tratamento profilático da enxaqueca. Foi relatado que a administração de comprimidos convencionais de atenolol apresenta flutuações nos níveis plasmáticos do fármaco, resultando quer na manifestação de efeitos secundários quer na redução da concentração do fármaco no local do recetor. Por conseguinte, foram relatados estudos sobre a regulação da libertação do fármaco por diversos sistemas de RC, tais como matrizes hidrofílicas, bombas osmóticas e sistemas de administração transdérmica.

O presente estudo tem por objetivo desenvolver e otimizar um sistema de administração oral mucoadesivo de atenolol utilizando um desenho fatorial 2^2, uma vez que pode revelar-se mais produtivo do que os sistemas CR convencionais em virtude do prolongamento do tempo de permanência do fármaco no trato gastrointestinal.

No início do estudo, foram produzidos três lotes de comprimidos. O carbopol-934 P e a CMC de sódio foram utilizados em concentrações mínimas (0%) e máximas (40%). Foi estudado o efeito do carbopol-934 P e da CMC de sódio na mucoadesão.

O tempo de mucoadesão encontrado para o carbopol-934 é muito superior ao da CMC de sódio. Não existe uma interação muito significativa (5,5%) entre o carbopol-934 e a CMC de sódio no que diz respeito ao tempo de mucoadesão. Como o efeito do carbopol-934 é muito maior do que o da CMC de sódio e a magnitude da interação (5,5%) é muito menor, foi escolhida a formulação final preparada para um estudo mais aprofundado que contém apenas carbopol-934.

A formulação optimizada apresenta:

1. Fragilidade, dureza e aspeto aceitáveis.

2. Boas caraterísticas de dilatação, mas ao mesmo tempo o comprimido também mantém a sua integridade física até seis horas, o que é importante para uma boa mucoadesão.

3. Dissolução aceitável do fármaco (> 90 %) até oito horas em água destilada e comparável à do comprimido de libertação imediata comercializado Aten-50.

4. Tempo de mucoadesão aceitável (mais de quatro horas) utilizando intestino de carneiro.

Assim, a partir do estudo, pode concluir-se que a formulação optimizada apresenta mucoadesividade do atenolol dentro de limites aceitáveis. Esta formulação serviria de plataforma para a conceção de sistemas de administração de fármacos gastroretentivos.

Objectivos futuros:

Embora o controlo dos perfis de libertação de fármacos tenha sido um dos principais objectivos da investigação e desenvolvimento farmacêuticos nas últimas duas décadas, o controlo dos perfis de trânsito gastrointestinal poderá ser o foco das próximas duas décadas e poderá resultar na disponibilidade de novos produtos com novas possibilidades terapêuticas e benefícios substanciais para os doentes. Em breve, as chamadas formulações "uma vez por dia" poderão ser substituídas por novos produtos gastroretentivos com fases de libertação e absorção de aproximadamente 24 horas.

As melhorias na administração oral de fármacos com base em bioadesivos e, em particular, o desenvolvimento de novos polímeros altamente eficazes e compatíveis com as mucosas estão a criar novas oportunidades comerciais e clínicas para o desenvolvimento de fármacos com uma janela de absorção estreita no local-alvo, a fim de maximizar a sua utilidade.

BIBLIOGRAFIA

Ahn JS, Choi HK, Chun JM, Kim YU, Chao CS. *Biomaterials* 2002; **23:** 1411-1416.

Ahuja A, Khar RP, Ali J. Mucoadhesive drug delivery systems. *Drug Dev Ind Pharm* 1997; **23:** 489-515.

Alexander P. Organic Rheological Additives. Mfg Chern 1986; **57(10):** 81-84.

Ameye D, Mus D, Foreman P, Remon JP. *IntJPharm* 2005; **301:** 170-180.

Anlar S, Capan Y, Hincal AA. Propriedades físico-químicas e bioadesivas de polímeros de ácido poliacrílico. *Pharmazie 1993;* **48(4),** 285-287.

Arangoa MJ, Ponchel G, Orecchioni AM, Renedo MJ, Duchene D, Irache JM. *Eur J Pharm Sci* 2000; **11:** 333-341.

Arora S, Ali J, Ahuja A, Khar Rk, Baboota S. Floating drug delivery systems: A review. *AAPS Pharm Sci Tech 2005;* **06(03):** Artigo 47.

Atenolol-perfil completo, *www.drugs.com*, acedido em junho de 2009.

Atenolol, http://en.wikipedia.org, acedido em junho de 2009).

Bardelmeijer HA *et al.* The oral route for the administration of cytotoxic drugs: strategies to increase the efficiency and consistency of drug delivery. Invest New Drugs, 2000; **18:** 231-241.

Ben Zion O, Nussinovitch A. Physical properties of hydrocolloid wet glues. Food Hydrocoll 1997;

11:429-442.

Bemkop-Schnurch A, Schwarch V e Steininger S. *Pharmaceut Res* 2000; **16(6):** 876-881.

Bromberg L, Temchenko M, Alakhov V, Hatton TA. *IntJ Pharm* 2004; **282:** 45-60.

Caramella C, Rossi S, Bonferoni MC, Manna AL. *Proc Int Symp Control Rei Bioact Mater 1992;* **19.**

Camali JO, Naser MS. A utilização da viscosidade da solução diluída para caraterizar as propriedades da rede de microgéis de carbopol®. *Colloid & Polymer Science 1992;* **270(2),**183-193.

Chang HS, Park H, Kelly P, Robinson JR. Bioadhesive polymers as platforms for oral controlled release drug delivery-II: synthesis and evaluation of some swelling, water-insoluble bioadhesive polymers. *JPharmaco Sci 1985;* 74: 229.

Chawala G, Gupta P, Vishal k, Bansal A.K. A means to address regional variability in intestinal drug absorption. *Pharmatech* 2003; **27(7):** 50-68.

Chien, Oral drug delivery and delivery systems. Segunda edição, 1992; Marcel Dekker Inc., Nova Iorque: 76-156.

Chowdary KPR, Srinivas L. Mucoadhesive drug delivery systems: A review of current status. *Indian Drugs* 2000, 37(9), 400-406.

Ch'ng HS, Park H, Kelly P, Robinson JR. *J. Pharm Sci* 1985; *74:* 399.

Chun MK, Cho CS, Choi HK. *J Control Release* 2002; **81:** 327-334.

Cleary GM, Feldstein MM, Singh P, Plate NA. *Apresentação, 26th simpósio internacional anual do CRS sobre biomateriais.* Glasgow, Reino Unido; 2003.

Cladwell LJ, Gardner CR, Cargill RC. Dispositivo de administração de fármacos que pode ser retido no estômago durante um período de tempo prolongado. US' *4735804, 1988.*

Davies NM, Farr SJ, Hadgraft J, Kellaway IW. Evaluation of mucoadhesive polymers in ocular drug delivery-II, Polymer-coated vesicles. Pharm Res 1992; **9(9):** 1137-44.

Davis SS, Hardy JG, Taylor MJ, Stockwell A, Whalley DR, Wilson CG. A avaliação *in vivo* de um dispositivo osmótico (osmet) utilizando a cintigrafia gama. *JPharm Pharmacol* 1984; **36:** 740-742.

De Leeuw B.J., Lueben H.L., Perard D., Verhoef A.C., De Boer A.G., Junginger H.E., The effect of mucoadhesive poly(Acrylates) polycarbophil and carbomer on zinc and calcium dependent proteases. *Proceed Intern Symp Control Rei Bioact Mater* 1995; **22:** 2123.

Deshpande AA, Shah NH, Rodes CT, Malick W. Desenvolvimento de um novo sistema de libertação controlada para retenção gástrica. *Pharm Res* 1997; 14: 816-819,

Duchene D, Touchard F, Peppas NA. Princípio e investigação do mecanismo de bioadesão de formas de dosagem sólidas. *Drug Dev IndPharm 1988;* 14: 283.

Florence AT, Jani P. Novel oral-drug formulations: their potential *www.drugs.com,* acedido em junho de 2009.

Florence AT, Attwood D. Physicochemical principles of pharmacy (Princípios físico-químicos da farmácia). Terceira edição, Palgrave Ltd. Basingstoke; 1997.

Gandhi RB, Robinson JR. Bioadhesion in drug delivery. *Ind J Pharm Sci* 1988; **50(3):** 145-152.

Garg S, Sharma S. Gastroretentive drug delivery systems, Business briefing: Pharmatech 2003; Website 5 edition: 160-166, http://www.touchbrienfrings.com.. Acedido em dezembro de 2008.

Goodrich BF, Company technical literature: carbopol resin handbook. *Pharm Ind* 1991; **45:** 417.

Groto T, Morishota M, Kavimandan N, Takayama K, Peppas NA. *J Pharm Sci* 2006; **95(2):** 462-469.

Grubel P *et al.* Gastric emptying of non-digestible solids in the fasted dog (Esvaziamento gástrico de sólidos não digeríveis no cão em jejum). J Pharm Sci 1987; **76:** 117-122.

Kibb AH. Handbook of pharmaceutical excipients. Washington DC, American pharmaceutical association / Pharmaceutical society of Great Britain 1986,41-42.

Hassan EE, Gallo. Método reológico simples para a avaliação *in-vitro* da força de ligação bioadesiva mucina-polímero. *J Rei Pharm Res* 1992; 7: 491.

Hao JS, Chan LW, shen ZX, Heng PWS. *Pharm Dev Technol* 2004; **9(4):** 379-386.

Henriksen I, Green KL, Smart JD, Smistad G, Karisen L, *Int JPharm* 1996; **145:** 231-240.

Homof M, Weyenberg W, Ludwig A, Bemkop-Schnurch A. *J Control Release* 2003; **89:** 419-428.

Inove T, Chen G, Nakamae k. e Hoffman AS. *J Control Release* 1988; **51(2-3):** 221-229.

Jackson SJ, Bush **D,** Perkins AC, *Int JPharm* 2001; **212:** 55-62.

Jain N. Progress in controlled and novel drug delivery systems, First edition; CBS Publishers, New Delhi. 2004: 405-432.

Jain N. Pharmaceutical product development. Primeira edição CBS Publishers, Nova Deli. 2006: 419-

455.

Jimenez-castellanos M R, Zia h, Rhodes CT. Sistemas mucoadesivos de administração de medicamentos. *Drug Dev Ind Pharm* 1993; **19** : 143-194.

Karnath KR, Park K, Preparações adesivas para as mucosas: Enciclopédia de tecnologia farmacêutica Vol 10. Swarbrick J, Boylan JC. Eds; Marcel Dekker, Nova Iorque 1994:133.

Kast CE, Bemkop-Schnurch A. *IntJPharm* 2002; **234:** 91-99.

Kellaway GN, Blanco W, Fuente H, Anguiano, Delgado IS, Otero CB, Espinar FJ, Mendez J. Influência da concentração de glicerol e do peso molecular do carbopol nas caraterísticas de dilatação e libertação do fármaco dos hidrogéis de metoclopramida. *Int J Pharm* 1994; **104:** 107-113.

Khosla R, Davis SS. *JPharm Pharmacol* 1987; **39** : 47.

Kochkish S, Rees GD, Young SA, Tsibouklis J, Smart JD. *JPharm Sci* 2003; **92(8):** 1614-1623.

Kumar M, Talwar N, Raghuvanshi RS, Rampal AK.Sistema de libertação controlada de pravastatina. WO/03080026, 2003.

Laidler KJ, Meiser JH, Sanctuary BC.Physical chemistry. Quarta edição, Houghton Mifflin Company, Boston 2003.

Li SP, Pendharkar CM, Mehta GN, KarthMG, FeldkM. *Drug Dev Ind Pharm* 1993; **19:** 2519-2537.

Lehr CM, Bouwstra JA, Tukker JJ, Verhoef AC, De Boer AG, Junginger HE, Breimer DD. Oral bioadhesive drug delivery systems: effects on GI Transit and Peptide Absorption. *Pharm Res 1990;* **7(9):** (Suppl.) PDD 7226.

Leung SH, Irons BK, Robinson JR. Hidrogel polianiónico como sistema de retenção gástrica. *J Biomater Sci Polymer Edition* 1993; **4(5):** 483-492.

Longer MA, Chang H S, Robinson JR. Bioadhesive polymers as platforms for oral controlled drug delivery-III: oral delivery of chlorothiazide using a bioadhesive polymer. *J Pharm Sci* 1985; **74(4):** 406-411.

Longer MA, Robinson. *JR Pharm Int* 1987; 7 : 144.

Lueben HL, Lehr CM, Rentel CO, Noach ABJ, De Boer AG, Verhoef JC, Merckle HP, Junginger HE. Efeito dos poli(acrilatos) na degradação enzimática de fármacos peptídicos por vesículas da membrana da borda em escova intestinal. *J Control Release* 1993; **29(1):** 329-338.

Lueben HL, Bohner V, Perard, Langguth P, Verhoef AG, De Boer AG, Verhoef J C, Junginger H E. Bioadhesive polymers for the peroral delivery of peptide drugs (polycarbophil, carbopol® 934P NF, chitosan), *Proceed Intern Symp Control Rei Bioact Mater 1995;* **22:** 2124.

Macheras P *et al.* Biopharmaceutics of orally administered drugs. Ellis Horwood, *1995.*

Magnesium stearate , *www. mineral.galleries, com,* acedido em junho de 2009.

Malmsten M, Blomberg E, Claesson P. *J colloid interfsci* 2000; **224:** 372-381

Martindale - The Complete Drug Reference, 33rd Edition 2002; 1499.

Mathiowitz E, Chickering DE. Definições, mecanismos e teorias de bioadesão, sistemas bioadesivos de administração de medicamentos: Fundamentals, novel approaches and development. Marcel Decker New York, 1999; 1-10.

Me Carron PA, Woolfson D, Donnelly R, Andrews GP, Zawislak A, Prince JH. *J Appl Polym Sci.,* 2004; **91:** 1576-1589.

Mikos AG, Peppas NA. Scaling concepts and molecular theories of adhesion of synthetic polymers of glycoprotienic networks: bioadhesive drug delivery systems. Lenaerts V, Gumy R. eds., CRC Press Boca Raton, Florida. 1990; 25.

Mortazavi SA, Carpenter BG, Smart JD. Investigação do comportamento reológico da interface mucoadesivo/mucosa. *Int J Pharm* 1992; **83:** 221-225.

Mortazavi SA, Carpenter BG, Smart JD. Estudo comparativo sobre o papel desempenhado pelas glicoproteínas da mucosa no comportamento reológico da interface mucoadesiva/mucosa. *Int J Pharm* 1993; **94:** 195-201.

Mortazavi SA, Carpenter BG, Smart JD. Factores que influenciam o reforço do gel na interface mucoadesivo-mucosa. *JPharm Pharmaco* 1994; 46: 86-91.

Nandita G Das, e Sudip K Das.Controlled release of oral dosage form. *www.Pharmatech,com ,* *acedido em outubro de 2008*

Noveon ™. *O Inovador das Especialidades Químicas Bulletien* **16;** 2002

Parodi B, Russo E, Caviglioli G, Cafaggi S, Bignardi G. Desenvolvimento e caraterização de uma forma de dosagem buco-adesiva de cloridrato de oxicodona. *Drug Dev Ind Pharm* 1996; 22: 445-450.

Park k, Park H. Test methods of bioadhesion: bioadhesive drug delivery system. Lenaerts V, Gumy R. eds; CRC Press, Boca Raton Florida. 1990; 43.

Park k, Robinson R. *Int JPhar* 1984; **19** : 107.

Park H, Robinson JR. *J Contr Rei* 1987; 2 : 4.

Park K, Uma nova abordagem para estudar a mucoadesão: coloração com ouro coloidal. *Int JPharm* 1989 **53** : 209.

Peppas NA, Sahlin JJ. Hydrogels as mucoadhesive and bioadhesive materials: *a review, Biomaterials* 1996; **17:** 1553- 1561.

Peppas NA, Buri PA. *J Contr Rei 1985;* **2** : 257.

Pritchart K, Lansley AB, Martin GB, Helliwell M, Marriott C, Benedetti LM. *Int J Pharm* 1996; **129:** 137-145.

Rathbone MJ, Hadgraft J. *Int JPharm* 1990; **74** : 9.

Rao KVR, Buri P. Novo método in situ para testar a bioadesão de polímeros e micropartículas revestidas. *Int JPharm* 1989; **52** : 265.

Sheth PR, Tossounian JL. Cápsulas farmacêuticas de libertação sustentada. Patente americana 4.126.672. 21 de novembro de 1978.

Shinde Anil kJ. Gastroretentive drug delivery system: an overview, *www.pharminfo.net.* acedido em dezembro de 2008.

Shojaei AM, Li X. *J Control Release* 1997; **47:** 151-161.

Shiva Kumar HG, Gowda DV, Kumar TMP. Floating controlled delivery systems for prolonged gastric residence : a rewiew. Ind J Pharm Edu 2004; 38(4): 172-79.

Siegmund W *et al.* Variability of intestinal expression of P-glycoprotien: Singh BN, and Kim KH. Libertação flutuante de fármacos através da retenção gástrica. *J Control Release* 2000; **63:** 235-259.

Singh BN, e Kim KH. Floating drug delivery systems: an approach to oral controlled drug delivery via gastric retention. *J Control Release* 2000; **63(3):** 235-259.

Singh AK, Bhardwaj N, Bhatnagar A. Pharmacoscintigraphy: Uma modalidade inexplorada na Índia. *Ind JPharm Sci* 2004; **66(1):** 18-25.

Smart JD. The role of water movement and polymer hydration in mucoadhesiomE. Mathiowitz, D.E. Chickering, C.M. Lehr (Eds.), Bioadhesive Drug Delivery Systems: Fundamentals,novel approaches and development. Marcel Decker, Nova Iorque. 1999, 11-23.

Smart JD, Kellaway IW. Factores farmacêuticos que influenciam a taxa de trânsito gastrointestinal num modelo animal. *JPharm Pharmacol* 1982; 34 (suppl.): 70.

Identificação inteligente. *Drug Dev IndPharm* 1992; **18** : 22.

Smart JD. Drug delivery using buccal adhesive systems. *Adv Drug Deliv Rev* 1993; **11**: 253-270.

Smart JD, Some formulation factors influencing the rate of drug release from bioadhesive matrices. *DrugDevelIndPharm* 1992; **18(2):** 223-232.

Smart J D. An *in- vitro* assessment of some mucosa-adhesive dosage forms (Avaliação *in vitro* de algumas formas de dosagem adesivas à mucosa). *Int J Pharm* 1991; **73(1):** 69-74.

Statistically optimization of drug formulation using fatorial design, *www. pharmainfo, net,* acedido em em janeiro de 2009.

Streubel A, Siepman J, Bodmeier R, Drug delivery to the small intestine window using gastroretentive tecthnologies. *Curr Opin Pharmacol* 2006; **6(5):** 501-508.

Talco, *http://en. wikipedia. org/wiki/Tale,* acedido em junho de 2009.

Talukder R, Fassihi R, Gastroretentive delivery systems: A mini review. Drug Dev Ind Pharm 2004; **30(10):** 1019-1028.

Teng CIC, Ho NFL. *J Contr Rei* 1987; 6: 133.

Thanos CG, Liu Z, Goddard M, Reeineke J, Bailey N, Currill R, Mathiowitz E. *J Pharm Sci* 2003; **92(8):** 1677-1689.

Tiwari **D,** Sause R, Madan PL. *AAPS Pharm Sci* 1999; **1(3):** 1-8.

USFDA/CFSAN:Listing of food additive status, http://www. cfsan. fda.gov/-dms/opa-appa. html, Acedido em julho de 2009.
www.ranbaxy.com., Acedido em dezembro de 2008

Wu S. Formation of adhesive bond, Polymer Interface and Adhesion. Marcel Dekker Inc, Nova Iorque. 1982; 359-447.

Yeole PG, Shagulfta khan, Patel VF. Sistemas flutuantes de administração de medicamentos: necessidade e desenvolvimento. *Ind J Pharm Sci* 2005; **67(3):** 265-272.

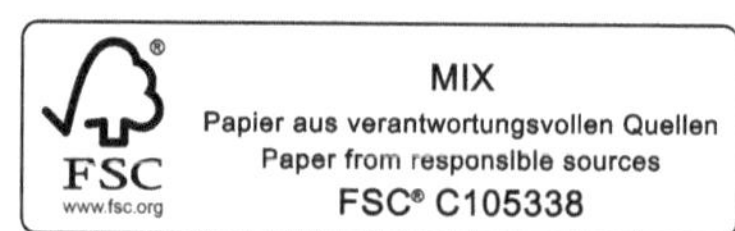

Printed by Books on Demand GmbH, Norderstedt / Germany